Functional and Selective Neck Dissection, 2nd Edition

功能性和选择性
颈淋巴结清扫术

编著

Javier Gavilán [西]
Alejandro Castro [西]
Laura Rodrigáñez [西]
Jesús Herranz [西]

主译

李 赞 ● 宋达疆

上海科学技术出版社

图书在版编目（CIP）数据

功能性和选择性颈淋巴结清扫术 / （西）哈维尔·加维兰等编著 ；李赞，宋达疆主译. -- 上海 ：上海科学技术出版社，2022.2
书名原文：Functional and Selective Neck Dissection, Second Edition
ISBN 978-7-5478-5648-2

Ⅰ. ①功… Ⅱ. ①哈… ②李… ③宋… Ⅲ. ①颈－淋巴结－切除术 Ⅳ. ①R654.7

中国版本图书馆CIP数据核字（2022）第003980号

上海市版权局著作权合同登记号 图字：09-2020-1090 号
封面图片由译者提供

功能性和选择性颈淋巴结清扫术

编著　Javier Gavilán [西]

　　　Alejandro Castro [西]

　　　Laura Rodrigáñez [西]

　　　Jesús Herranz [西]

主译　李赞　宋达疆

上海世纪出版（集团）有限公司
上 海 科 学 技 术 出 版 社　　出版、发行
（上海市闵行区号景路 159 弄 A 座 9F—10F）
邮政编码 201101　www.sstp.cn
浙江新华印刷技术有限公司印刷
开本 889×1194　1/16　印张 8.5
字数：200 千字
2022 年 2 月第 1 版　2022 年 2 月第 1 次印刷
ISBN 978-7-5478-5648-2/R·2474
定价：98.00 元

本书如有缺页、错装或坏损等严重质量问题，
请向承印厂联系调换

内容提要

　　本书介绍了功能性颈淋巴结清扫术的演变，从历史、解剖学和手术的角度来阐明功能性和选择性颈淋巴结清扫术之间的联系，分析并探讨了选择性颈淋巴结清扫术是功能性颈淋巴结清扫术的概念延伸。本书是一部细致阐述颈淋巴结解剖、清扫技术及其并发症应对的杰出著作，通过手绘解剖图和手术照片，详尽介绍了手术技术细节、并发症及其处理。尤其是书中"常见问题和答案"一章更是令人耳目一新，让读者和编者之间有了更直接的交流。

　　本书主要针对从事恶性肿瘤治疗的头颈外科医生，也可作为耳鼻咽喉科、普通外科或整形外科医生的有效参考书。

致敬 Osvaldo Suárez 和 César Gavilán

以下是 César Gavilán 在本书第一版中的话：

我们有幸见过 Osvaldo Suárez 教授，对他的记忆和我们对他的感激之情仍然在我们的脑海中挥之不去。我们仍然记得他多年来基于解剖的惊人的外科技术。在他访问马德里的最后一天，去机场前仍奋战在手术台前，随着起飞时间临近，我们提出自己继续手术。他婉言谢绝，如果不用向我们传授手术细节，他可以自己完成这个手术。我们接受了他的提议，看到他手中的手术刀以前所未有的速度在手术室内"飞舞"，最后手术在 20 分钟内完成。这是我们所见过的最干净、最高效的 20 分钟手术。

他不仅是一名出色的外科医生，对他的同事特别是患者而言，他还是一个伟大的人。他关于颈部淋巴结功能保存的观点与明确划分清扫优先顺序的观点密切相关。他的座右铭"没有声音的生活比没有活力的声音好得多"，强调了在喉癌治疗领域确定优先顺序的重要性。我们希望以这本书向他致敬，在颈淋巴结清扫术的世界里，这本书不会被遗忘。

我们谨以此书第二版献给 2004 年突然去世的 César Gavilán。正是由于他的谦逊、智慧和远见让功能性颈淋巴结清扫术得以问世。在阿根廷科尔多瓦他观摩了一名助教所做的手术，随即立刻意识到手术可能是治疗喉癌患者的有效方案。一年后，Osvaldo Suárez 在马德里交流了两周，在他的推动下，功能性颈淋巴结清扫术开始在欧洲耳鼻喉科医生中得以推广。他同样还是一位伟大的外科医生和教师。他对展示功能性颈淋巴结清扫术的概念和外科技术的无私奉献，构成了本书所包含知识的基础。

Osvaldo Suárez 和 César Gavilán 都是非常优秀的外科医生，他们是颈淋巴结清扫术的开创者。

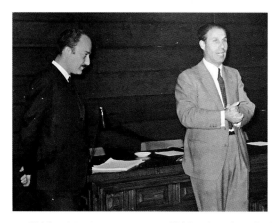

1969 年，Osvaldo Suárez 教授（左）和 César Gavilán 教授（右）在西班牙马德里拉巴斯大学医院

译者名单

主　译　李　赞　湖南省肿瘤医院
　　　　宋达疆　湖南省肿瘤医院
副主译　王　蕾　山东中医药大学附属医院
　　　　杨金喆　内蒙古自治区包头市肿瘤医院
　　　　李娟娟　湖北省人民医院
　　　　柴　筠　南京医科大学附属苏州医院

秘　书　黄　珊　湖南省肿瘤医院

翻译委员会和参译人员
（以姓氏笔画为序）

王　廷　空军军医大学西京医院
王　峥　南方医科大学南方医院白云分院
方　芳　皖南医学院附属弋矶山医院
尹传昌　荆州市第一人民医院
白辉凯　河南省人民医院
印国兵　重庆医科大学附属第二医院
冯　光　解放军总医院第四医学中心
冯剑平　南方医科大学顺德医院
吕春柳　湖南省肿瘤医院
伍　鹏　湖南省肿瘤医院
任敬远　吉林省肿瘤医院
江　榕　中国人民解放军联勤保障部队第九〇〇医院
许　孜　湖南省肿瘤医院
买买提吐逊·吐尔地　新疆医科大学第一附属医院
杨为戈　复旦大学附属中山医院
杨金喆　内蒙古自治区包头市肿瘤医院
张海林　湖南省肿瘤医院
陈　健　湖北省肿瘤医院
易　亮　湖南省肿瘤医院
易恒仲　湖南省胸科医院
罗振华　湖南省肿瘤医院

周　波　湖南省肿瘤医院

赵　徽　北京大学滨海医院

钟外生　湖南省肿瘤医院

姜　涛　海南中德骨科医院

夏明智　湖南省肿瘤医院

徐树建　滨州医学院附属医院

唐园园　湖南省肿瘤医院

姬传磊　通用环球中铁西安医院

黄文孝　湖南省肿瘤医院

彭　文　云南省肿瘤医院

彭　鞾　湖南省肿瘤医院

彭小伟　湖南省肿瘤医院

董敏俊　浙江大学医学院附属邵逸夫医院

喻建军　湖南省肿瘤医院

谭平清　湖南省肿瘤医院

谭浩蕾　湖南省肿瘤医院

编者名单

Javier Gavilán, MD
Professor and Chairman
Department of Otorhinolaryngology
La Paz University Hospital
Madrid, Spain

Alejandro Castro, MD
Chief of Head and Neck Surgery Division
Department of Otorhinolaryngology
La Paz University Hospital
Madrid, Spain

Laura Rodrigáñez, MD
Head and Neck Surgeon
Department of Otorhinolaryngology
La Paz University Hospital
Madrid, Spain

Jesús Herranz, MD
Chief of Section
Department of Otorhinolaryngology
Complejo Hospitalario Universitario A Coruña
A Coruña, Spain

中文版前言

近年来，头颈部恶性肿瘤发病率的逐年上升，严重危害了患者的身心健康。在头颈部肿瘤切除手术中，颈淋巴结清扫术扮演着极其重要的角色，如何能更好地避免颈淋巴结清扫术的后遗症，提高头颈部肿瘤患者的生存质量是众多学者关注的问题，因此功能性颈淋巴结清扫术的理念应运而生。现今有很多关于头颈部肿瘤治疗的专业图书，大多是包括基础理论和内外科综合治疗在内的综合性图书，但国内尚无单纯从颈淋巴结清扫术角度出发阐述手术相关问题的教科书级别的参考读物。因此，我们组织了国内在头颈部肿瘤外科及口腔外科领域富有经验的中、青年专家，翻译了这部结构规范、实用价值颇高的功能性颈淋巴结清扫术的专著。

本书描述了20世纪被欧洲引入后功能性颈淋巴结清扫术的演变，从历史、解剖学和外科学的角度来阐明功能性和选择性颈淋巴结清扫术之间的联系，讲述了颈淋巴结清扫术的历史。通过采用解剖图的绘制及手术照片的形式，详尽地介绍了颈部筋膜平面、颈淋巴管解剖、手术技术细节、并发症及其处理。尤其是书中增设了"常见问题和答案"一章，归纳并解答了编者过去的30年里在世界各地讲授颈淋巴结清扫术时学员最常见的问题和对各种手术技术的疑问，让读者和编者之间有了更直接的交流。

感谢本书的各位译者在繁忙的临床和教学工作之余，认真翻译和润色了译稿中每个词句的深刻含义，精益求精地将最准确的前沿信息传达给每位读者。虽然历经数次修改和校正，但依旧难免存在疏漏及翻译欠妥之处，希望各位专家及广大读者在阅读的过程中能够多提宝贵意见，我们将及时改进。

本书是头颈外科和肿瘤学领域的一部经典佳作，我们相信，本书会受到头颈肿瘤外科、口腔外科等业内人士的广泛欢迎，会成为相关专业人士的必备工具书。我们希望本书能帮助头颈外科医生、口腔外科医生了解最新的颈淋巴结清扫技术和发展前景，以进一步提高头颈部肿瘤手术的质量，造福广大患者。

李赞　宋达疆

致 谢

　　我感谢这本书的合著者的努力和奉献。我首先要感谢我的朋友和"兄弟"医学博士 Jesús Herranz。多年来，我们分享了许多经验和想法，这些都在本书中达到了巅峰。他精力充沛的工作能力和严格遵守规则的品质对完成这项工作是必不可少的。第二版是对新合著者的兴趣、奉献精神和辛勤工作的体现。医学博士 Alejandro Castro 就像我的儿子，他是我在医学院的学生，早年是我院的住院医生，后来是我医疗团队的一员，现在他是拉巴斯大学医院耳鼻咽喉头颈外科主任。我想不出有比他更好、更合适的人来传承功能性颈淋巴结清扫术。

　　感谢医学博士 Laura Rodrigáñez 对第二版的贡献。她是这些年很少遇到的天才之一，我很幸运能把她留在我的团队里，现在她是我们头颈外科的未来。她不仅是一位优秀的外科医生，而且还是一位伟大的插画师。她为本书提供了最好的样本和演示。

　　我也由衷地感谢那些曾对本书给予帮助的所有人，感谢耳鼻咽喉科的所有成员、研究人员、住院医师和护理人员在与本书相关的临床和外科工作方面的支持和协助。

　　最后，我要感谢那些在我上班时留在家里的人和那些在我回家时留在医院里的人。我的家人和患者是我生命中的两股生力军。感谢我的家人多年来给予我的爱和支持；感谢我的患者，他们是我努力的目标，努力治愈他们和提高他们的生活质量，将是我毕生追寻的理想。

Prof. Javier Gavilán, MD
Professor and Chairman
Department of Otorhinolaryngology
La Paz University Hospital
Madrid, Spain

英文版序

　　头颈部肿瘤颈淋巴结转移对预后的不良影响在 19 世纪上半叶受到几位富有开创精神的外科医生的重视。为了解决这个问题，Maximillian Von Chelius、J.C.Warren、Richard Von Volkmann、Theodor Kocher 和其他知名学者做了许多尝试来切除这些肿瘤转移的淋巴结，但都没有成功。19 世纪之交，Henry Trentham Butlin 爵士在亨特利亚的演讲中强调了舌癌手术治疗中切除上颈部淋巴结的必要性。来自波兰的 Franciszek Jawdynski 在《波兰公报》上发表了第一篇关于颈部淋巴结清扫术的报告。然而，系统性阐述颈淋巴结切除术治疗头颈部肿瘤的功劳归于 George Crile Sr.，1906 年他在 *Journal of the American Medical Association* 上发表了基于他个人的 "根治性颈清扫术" 细节的 132 次操作经验。Hayes Martin 后来推广了该手术，并将其确立为颈淋巴结转移的外科治疗标准，并一直在 20 世纪近 3/4 的时间里流行。尽管该手术对于肿瘤治疗是金标准，但它也造成了严重的美学和功能性疾病缺陷。

　　本书第二版的编者从几代外科医生的经验出发，主要受来自阿根廷的 Oswaldo Suárez 开创性工作的影响，编者中来自西班牙的 César Gavilán 和意大利的 Ettore Boca 采用了苏亚雷斯系统用于头颈部癌颈淋巴结转移的手术治疗。功能性颈淋巴结清扫术的原理、目标和原则及遵循筋膜平面的技术细节，构成了功能性和选择性颈淋巴结清扫术整个概念的基础。

　　正如编者所指出的，选择性颈淋巴结清扫术是功能性颈淋巴结清扫术的概念延伸，其基础是对颈淋巴结转移规律的了解。Suárez 博士最初开发并应用于颈部筋膜室中包含的颈淋巴管的外科技术得到了充分的认可。随后，César Gavilán 和 Ettore Bocca 在欧洲发表了他们的研究成果，积累了重要的外科经验，特别是在喉癌方面，证明了该概念的有效性及其在外科领域的适用性，取得了令人信服的结果。编者提出功能性颈淋巴结清扫术是一个概念，而不是标准根治性颈淋巴结清扫术的改进。为此，这本书中详细阐述的学术观点令人印象深刻。

　　对颈淋巴结转移模式的认识，进一步推动了功能性颈淋巴结清扫术的学术理念的形成，为选择性颈淋巴结清扫术的发展和临床应用提供了新的思路。因此，它是目前流行的各种选择性颈淋巴结清扫术的功能拓展，以及本书中提出的功能性颈淋巴结清扫术的概念延伸。

　　编者对头颈外科和肿瘤学领域的学术研究做出了杰出的贡献，值得称赞。这本书是颈淋巴结转移外科治疗史的经典之作，是细致阐述颈淋巴结清扫术并发症及其处理方法的杰出著作。由 Laura Rodrigáñez 绘制的漂亮解剖图和手术技术的示意图很好地配合并辅助说明其要义。编者多年积累的经验在 "要点与盲点" 一章中有所体现，同时增加 "常见问题及答案"，给读者与编者互动交流的阅读体验。

　　Javier Gavilán 的作品得到了 Jesús Herranz 的支持，并由西班牙新一代头颈外科代表医生 Alejandro Castro 和 Laura Rodrigáñez 博士修改，铸就了这部详述功能性颈淋巴结清扫术历史、发展、原理、实践和成果的不朽佳作。

Jatin P. Shah, MD, PhD, DSc, FACS, FRCS (Hon), FRCSDS (Hon),
FDSRCS (Hon), FRCSI (Hon), FRACS (Hon)
E W Strong Chair in Head and Neck Oncology
Professor of Surgery
Memorial Sloan Kettering Cancer Center
New York, America

英文版前言

本书介绍了编者采用的颈淋巴结清扫术的原理和外科技术。该手术方法凝聚了西班牙马德里拉巴斯大学医院几代外科医生的经验，19 世纪 60 年代后期，功能性颈淋巴结清扫术在西班牙和欧洲得以改进。本书还描述了 20 世纪从 George Crile 技术革新到新世纪外科手术期间颈清扫术的演变过程。最后，本书讲述了从根治性颈淋巴结清扫术过渡到其他损伤性较低但疗效相同的手术治疗方法，这些方法旨在控制头颈部肿瘤患者的颈淋巴结转移。

书中关于功能性和选择性颈淋巴结清扫术两者的关系是从一个实用的非常规的角度来探讨的，这并不总是遵循目前文献中使用的分类准则。然而，这本书决不应被视作提出了一个新的颈淋巴结清扫术分类。事实上，书中甚至没有一章专门讨论颈淋巴结清扫术分类的问题。我们的主要目的是从历史、解剖学和外科学的角度阐明功能性和选择性颈淋巴结清扫术之间的联系。不过请放心，本书并不局限于讨论颈淋巴结清扫术的历史和原理；外科技术构成了这本书的基本组成部分。手术细节通过编者手术操作的照片得以详尽展示。同时，本书使用线条图补充手术操作的细节。此外，插图的数量也反映了细节描述的详细程度。

"要点与盲点"一章为技术指南和警告，旨在通过编者数十年的临床经验，帮助读者规避手术风险。许多年前，当我接受培训时，我从已故的 Antonio de la Cruz 博士那里学到，要使科学向前发展必须直面自己的错误，这就是本章存在的意义。

在过去的 30 年中，我们一直在世界各地讲授颈淋巴结清扫术。这为我们提供了丰富的建议，包括对当前可用的各种外科技术最常见的疑惑、问题和要求。书中设计了单独的章节来回答这些最常见的问题，以帮助读者与编者进行更直接的交流。

本书中介绍的功能性和选择性颈淋巴结清扫术的概念性方法、手术的指征及技术仅代表编者个人的想法和观点。因此，该书应被视为我们学术团队的作品，而不是多团队合著。尽管近年来有许多学者主张多团队合著，但近年来大量的事实证明，外科概念的清晰和统一的方法并未在多团队合著的著作中得以发展。从这方面来说，采纳由个人或一个在此领域具有权威性的专家组提出的方案有明显的优越性。

本书主要针对从事恶性肿瘤治疗的头颈外科医生。然而，耳鼻咽喉科、普通外科或整形外科医生在培训时也会发现本书是一个有趣且有价值的信息来源。书中包含的图片将帮助读者熟悉并学习相关内容。

本书第二版的编者有了重大变化。César Gavilán 博士是我的父亲，也是我的老师，这位"忠实的朋友"已经不在了。我的好朋友 Lawrence W. DeSanto 博士也退休了，因此远离了科学领域。拉巴斯大学医院的新一代耳鼻喉科医生取代了他们的位置。

我强调，编写这本书的目的在于阐明在颇有争议的颈淋巴结清扫领域中的一些概念和近似的观点。和解妥协从而改变立场的现象时有发生，最终的结果可能比原来的情况更糟。但是我们冒着这样的风险，希望书中提出的颈淋巴结清扫术可为相关领域提供一些启示。

Prof. Javier Gavilán, MD
Professor and Chairman
Department of Otorhinolaryngology
La Paz University Hospital
Madrid, Spain

简 介

《功能性和选择性颈淋巴结清扫术》的书名常会引出以下疑问："这本书讲述的是什么""我将从中得到什么""这值得一试吗"。30 多年前，我们开始分享在头颈部肿瘤患者中进行功能性颈淋巴结清扫术的治疗经验。起初，我们因不够激进而被批判。功能性颈淋巴结清扫术与 Crile 提出的标准癌症手术相比，切除的血管和神经少很多。因此，其肿瘤安全性存有争议。时光流逝，我们逐渐见证了在全球范围内对区域淋巴结（N）分期早期的肿瘤患者不那么积极地进行根治性颈淋巴结清扫术的决策是正确的，似乎功能性颈淋巴结清扫术的推广时机已经到了。然而，现在仍然有人批评我们，只是这次我们被批评的原因却是过于激进。现在，是时候采用选择性颈淋巴结清扫术了。

在此期间，当对功能性颈淋巴结清扫术的需求减少而不是需要变得简单时，我们怀疑是由于对功能性颈淋巴结清扫术概念的了解不足所致。该手术既不像根治性颈淋巴结清扫术那样具有侵略性，也不比选择性颈淋巴结清扫术更激进。它与根治性颈淋巴结清扫术完全不同，后者是各类型选择性颈淋巴结清扫术的基础。证明这一点则是本书的主要目标之一。

近年来，有关颈淋巴结清扫术的文章太多，以至于人们几乎无法相信该领域还会新增一些新的和有趣的东西。因此，在讲述这些新鲜事物之前，让我们解释一下我们准备在本书中介绍的内容，即告诉您哪些是您能期望找到的，以及哪些是您不会看到的内容。

这本书涉及哪些内容

自 1906 年 George Crile 提出根治性颈清扫术以来，颈淋巴结清扫术一直在发展。从一开始，对许多外科医生来说，该手术技术对于颈部晚期肿瘤疗效显著，但对于 N 分期早期的肿瘤的应对手术却过于积极和激进。因此，为了避免不必要地切除某些颈部结构，自 1920 年代起，相继设计了几种保护性手术方法。

本书将从两个不同的角度（英语系和拉丁语系）介绍这些"非根治性"操作的演变过程。出现这两个不同角度的原因需在颈清扫术的演变过程中寻找。多年来，该手术经历了两种趋势同时发展的影响，仅由语言因素分隔开来，这种因素造成了观念上的误解，导致概念和手术技术之间的不匹配问题。

功能性颈部手术的概念基于所谓的功能性颈淋巴结清扫术逐渐成形，并没有在英文著作中被充分理解。由此导致一个全新且完全原创的想法被认为仅仅是另一项技术的改进，从属于某个分类中的一类。

这本书试图区分概念方法和手术技术，前者是科学知识发展的基石，后者只是标准技术的变体，旨在使用最有效的方法来解决问题。功能性颈淋巴结清扫术属于第一类，因为它反映一种新的治疗头颈部肿瘤淋巴结转移问题的原创方法。

另一方面，选择性颈淋巴结清扫术应包括在手术技术选择范围中，因为它们与功能性颈淋巴结清扫术具有相同的原理和适应证。选择性颈淋巴结清扫术仅构成功能概念的技术变体，旨在使操作更加个性化。因此，本书将从不同的、非常规的角度解决功能性和选择性颈淋巴结清扫术的问题：功能性是指一个概念，选择性是指该概念中包括的手术技术。

但是，我们不希望这本书只是对颈淋巴结清扫术的历史和原理的概述。我们想把这本书放到医学书架上，而不是历史图书馆。因此，我们对颈部各入路的解剖学基础和手术技术进行了详细的描述。所谓"颈部功能性清扫入路"，我们指的是任何类型的颈清扫术都应使用筋膜解剖的基本原理。颈部筋膜间隙和屏障是功能性颈淋巴结清扫术的基础。这一观点将在全文中反复强调。

最后，书中列出了编者多年学习得出的技术"要点与盲点"，这些细节及有关功能性颈淋巴结清扫术的最常见问题的答案，使本书的内容更加完整，对本书的通用性做出了贡献。

这本书不涉及什么

既然您了解了本书的内容，我们将浅谈本书不会涉及的内容。本书没有详细介绍所有类型的选择性颈淋巴结清扫术的手术技术。这正是我们试图避免的，以努力阻止对这个问题的进一步误解。

由于选择性颈淋巴结清扫被视为对功能性颈淋巴结清扫技术的改进，因此它们均包含在一般的手术说明中。对功能性颈淋巴结清扫术的完整手术的分步描述包含所有的变化情况和应对方法，这些变化情况都可能用于对不同部位的原发性肿瘤患者颈部淋巴结转移的治疗，只要这些方法遵循与最初手术相同的基本原理和基本适应证即可。通过描述完整的基本操作，本书得以几乎包含所有变化情况。在本书中将仅提及不同类型的选择性颈淋巴结清扫手术的具体手术细节。

本书没有详尽讨论不同类型的选择性颈淋巴结清扫术的适应证。历史已证明功能性颈淋巴结清扫术治疗头颈部肿瘤的肿瘤学安全性。众所周知，头颈部原发肿瘤的淋巴结转移模式是不同的，并且一些选择性颈淋巴结清扫也被证明是非常安全的。但是，缩小手术范围会产生更大的潜在风险，可能遗留转移性淋巴结。

根据编者的个人经验，我们不能保证所有类型的选择性颈淋巴结清扫术的肿瘤学安全性。事实证明，在我们掌控下，经过精心挑选保留一些淋巴结的患者，其肿瘤是安全的（如喉癌患者的颈部淋巴结清扫不包括Ⅰ区）。但是我们还没有充分论证其他选择性颈淋巴结清扫手术。因此，根据原发肿瘤的位置相对选择不同类型的选择性颈淋巴结清扫术适应证的延展，将不在本书讨论之列。

最后，本书无意提出对颈淋巴结清扫术的新分类。我们旨在从历史的角度介绍"非根治"的颈淋巴结清扫术的原理、手术技术和演变，重点强调概念性的方法而不是技术方面因素。我们试图连接和统一不同国家学者对颈清扫术的认知，从而对混乱的非根治性颈清扫术学术领域起到梳理和阐明的作用。

目 录

1 颈淋巴结清扫术的历史回顾   001
The Historical Outlook of Neck Dissection

2 功能性和选择性颈淋巴结清扫术的理论基础和解剖学基础   010
The Rationale and Anatomical Basis for Functional and Selective Neck Dissection

3 功能性和选择性颈淋巴结清扫术的理念   038
The Conceptual Approach to Functional and Selective Neck Dissection

4 手术技术   044
Surgical Technique

5 要点与盲点   079
Hints and Pitfalls

6 颈部手术并发症   097
Complications of Neck Surgery

7 常见问题及答案   103
Frequently Asked Questions with Answers

延伸阅读   106
Suggested Readings

索 引   114
Index

1

颈淋巴结清扫术的历史回顾
The Historical Outlook of Neck Dissection

1.1 Crile 和根治性颈淋巴结清扫术

美国克利夫兰诊所的 George Crile Sr. 被认为是颈淋巴结清扫的"鼻祖"。1906 年，Crile 提出，头颈外科领域在兴趣关注和进展方面落后于时代。他认为，如果颈部淋巴结能更"激进"地进行整块切除，其治疗效果将会得以提升。很大程度上，Crile 提出的颈淋巴结清扫术是受到了 Halstead 乳腺癌根治术理念的影响。在乳腺癌治疗中流行的"整块切除"概念需要连续整块切除原发灶以及引流的淋巴管和淋巴结。在当时的乳腺癌手术中，整块切除的范围包括肿瘤邻近结构外，还包括胸大肌和腋静脉。但并未明确超范围切除确实有肿瘤学获益。根据这些原则，Crile 设计了一种类似的手术，在头颈肿瘤患者手术同时清除颈部的淋巴系统。和乳腺癌手术同时切除胸大肌和腋静脉一样，手术时同时切除胸锁乳突肌和颈内静脉。

基于 Halstead 的根治术理念，Crile 提出的手术方式需要在切除颈部淋巴组织的同时，计划性切除周围的结构，仅保留颈动脉和部分"幸运"神经。这项手术被命名为"根治性颈淋巴结清扫术"，经由 Hayes Martin 得以推广。

Martin 的工作彻底改变了颈淋巴结清扫术的世界。对需要行颈淋巴结清扫术的患者，根治性颈淋巴结清扫术联合原发灶切除成为了这类患者的标准手术方案。该手术要求必须切除颈部的淋巴组织，而行颈淋巴结清扫最好的方式是同时切除颈部区域的几乎所有结构。

1.2 寻求改变的年代

这种类似的考量一直在普通外科手术学界和头颈外科手术学界持续到 20 世纪 60 年代初期，当时普通外科医生开始质疑乳腺癌手术"手术越大，疗效越好"理念的实用性。头颈外科医生也一样的演变。所有参与治疗头颈部癌患者的医生清楚地认识到，根治性手术足以治疗可触及的大肿块。但在头颈部癌外科手术学界，大家开始关注以下两个新问题的重要性，即 N_0 患者行颈淋巴结清扫的必要性以及同时行双侧颈淋巴结清扫的必要性。

根据对淋巴结转移生物学行为的认识，对未触及颈部淋巴结病变的患者行淋巴结清扫是必要的。由于部分原发肿瘤表现出临床和影像学评估为 N_0 的假阴性率较高，导致手术后出现较高的颈部高复发率，而这本可以通过预先行颈淋巴结清扫术得以避免。但对这些患者来说，行根治性手术被认为太过激进。因此，"选择性颈淋巴结清扫术"的概念很快就成为一个争论的问题。一些作者将选择性颈淋巴结清扫术称为预防性颈淋巴结清扫术。这是对"预防性"一词的明显误用。预防的本意是避免某事的发生。在 Martin 的时代，有细微迹象表明，预防性清扫确实可以避免一些问题，但并不明确到底避免了什么。颈淋巴结清扫既不能避免颈部复发，也不能阻止其他问题；清扫术或许治疗了明确或隐匿的颈部转移病灶，或提供了明确并无淋巴结转移的重要信息。现如今，预防性颈淋巴结清扫术的概念显然是错误的。从肿瘤学的立场来看，颈淋巴结清扫要么是治疗性（当发现标本中存在阳性淋巴结时），要么是无用的（当手术标本中并未发现阳性淋巴结时）。无论如何，颈清扫术还有其他非肿瘤学的价值。这些价值包括：提供预后信息（比如 pN_0 的患者较 N^+ 患者，生存概率高约 50%），并有助于制定术后治疗计划。

另一个支持行不激进颈淋巴结清扫术的依据是，部分头颈部肿瘤可能发生双侧颈淋巴结转移。有关颈部淋巴引流的许多研究表明，位于头颈部中线区肿瘤转移到两侧颈部的概率相似。值得注意的是，同时行双侧根治性颈淋巴结清扫术是不现实的。这些病例实际需要非根治性颈淋巴结清扫。

1.2.1 改变范式

生活中，改进可以采用两种不同的途径：或者在原来的基础上修修补补，或直接推倒重来，革故鼎新。最终的结果可能看起来相似（新事物取代了旧概念），但改变的方法完全不同。

我们试着解释一个简单的例子。想象一下，你生活在 20 世纪 60 年代，家里有一部这样的电话机，很大、黑色、满是数字的大拨号盘。现在，你想要努力打造一部可以随身携带、装在口袋里的新电话。你可以修改你家里的这一部，并设计一个带有键盘的小装置，可以用来与远方的人交谈。诺基亚做到了这一点。那是对传统电话的改进。我们再试想一下，设计个不一样的"新玩意"。这个"新玩意"里面有相机，可播放音乐，有议程日程，可连接互联网，有支付功能，甚至还可以触屏。Steve Jobs 做到了。这绝不是对我们家里那部老电话的修修补补，而是一个全新的"新玩意"。

同样的情况也发生在颈淋巴结清扫术中。在美国，传统的根治性颈清扫术被改良，变得没那么激进。而在一些拉丁语系国家（阿根廷、西班牙、意大利），他们设计了一种全新的手术方式，也就是"功能性颈淋巴结清扫术"，而不是改良根治型颈淋巴结清扫术。这是一种全新的颈淋巴结清扫方式。

1.3 改良根治性颈淋巴结清扫术

从 Martin 时代起，外科医生就已经认识到，Crile 的手术方式并不总是有必要的，甚至在一些病例中是没有根据的。一些数据表明，无论是否牺牲副神经，一些 pN_0 和低分期的 cN^+ 患者的复发率并无显著差异。20 世纪 60 年代，牺牲副神经引起的长期功能障碍得到报道和重视，即肩部综合征。副神经损伤的相关并发症包括肩部下垂、运动范围缩小、肩关节外展、外旋及疼痛等，这些并发症让大家重新考虑常规牺牲神经的必要性。保留副神经的改良颈清扫术是合乎逻辑的第一次改良。后来发现，完整解剖分离神经，保留副神经的主干并不总能保留正常的神经功能。解剖导致的神经创伤遗留了一些新的变异形式的肩综合征。关于肩部功能的问卷调查具有安慰作用，但肌电图和专家的仔细临床评估表明，仅保留副神经并不足够。然而，小心保留副神经比常规牺牲副神经更加合理。

切除胸锁乳突肌后会引起颈部轮廓的改变，这也促使大家开始重新考虑这一问题。肌肉并不含有淋巴管或淋巴结，但肌肉切除的确会让颈淋巴结清扫手术更加容易。对 cN_0 和低分期的 cN^+ 患者，常规牺牲颈内静脉也并不增加肿瘤切除的安全性。对于偏爱选择性清扫和双颈清扫的外科医生来说，在未发现颈部淋巴结转移时，根治性手术是过度的，这一点很明显。

得克萨斯大学安德森癌症中心（MD Anderson）的研究小组（包括 Richard H. Jesse 和 Alando J. Ballantyne）在美国开创了改良根治性颈淋巴结清扫术的先河。1978 年，他们在《美国外科学杂志》上发表了一篇题为"根治性还是改良性颈淋巴结清扫术：治疗的两难选择"的论文，首次报道了他们的结果。很快，美国的外科医生就认可，对特定的患者实施"小于根治性颈淋巴结清扫术"的手术是很好的选择；此后，"改良""舌骨上""上位""中线"等术语用于描述更小范围的颈清扫术。

这种命名法在培训时显得混乱，而且缺乏报告的标准化。美国耳鼻咽喉头颈外科学会（AAO-HNS）召集了一个专家小组来解决这一术语问题。专家组的任务是：①推荐使用更为传统的措辞如"根治性"和"改良根治性"作为术语；②与根治性颈清扫术相比，界定哪些淋巴结构和非淋巴结构将被切除；③提供淋巴结分区和非淋巴结构的标准命名法；④界定淋巴结分区切除的边界；⑤使用基本的、容易理解的术语来命名颈淋巴结清扫术步骤；⑥根据颈淋巴结转移的生物学特征和肿瘤手术原则来阐述分类。

其中一些目标已经达成。目前已规范了相关术语，界定了淋巴结分区以及各区间的界限。当然，这些共识是否搭建成为简单易用的系统还存在疑问。学会的分类基于以下原则：①根治性颈清扫术是标准的参考术式；②当保留一个或多个非淋巴结构时，首选"改良根治性颈淋巴结清扫术"这一术语；③当保留一个或多个淋巴结区时，推荐使用"选择性颈淋巴结清扫术"这一术语；④在根治性颈淋巴结清扫术的基础上，还切除了其他区域的淋巴结或非淋巴样结构时，推荐术语为"扩大颈淋巴结清扫术"。

AAO-HNS 的分类定义了 7 种不同的颈淋巴结清扫术式（表 1.1）。其他分类在文献中被引用，并被其作者的机构作为首选，因此分类问题没有得到一致同意。例如，来自 Memorial 医院的 Spiro 列出了包含 11 种颈淋巴结清扫术的术式清单（表 1.2）。Medina 对学会分类进行了修订，列举了 8 种不同类型的全颈淋巴结清扫术、7 种选择性颈淋巴结清扫术和 1 种扩大颈淋巴结清扫术（表 1.3）。由数位知名的专家于 2011 年发表了一项分类方法，试图达成共识，拟用符号"ND"表示，后面标注切除淋巴结的区域和非淋巴结结构。我们认为，从实际的培训角度来看，所有这些建议对阐明颈清扫术这一领域的问题作用有限。

针对特定的临床实际应该选择什么形式的颈淋巴结清扫术，目前还没有统计学支持的确切数据。不同的改良术式是否导致生存率、并发症或其他当今被认识到的有意义的指标等方面的差异，这一问题目前尚无定论。所有这些临床治疗推荐仅仅是基于专家的经验假定。近期不可能有准确的统计学数据，这是因为，在同步放化疗被用于原发灶和颈部转移灶的首选治疗方案时，关于如何选择颈部治疗方案这一问题被优先考虑，而关于如何选择颈淋巴结清扫的术式这一问题被掩盖了。

Robert M. Byers、Eugene N. Myers、Lawrence W. DeSanto、Jonas T. Johnson 等是最早接受并推广改良根治性颈清扫术的学者，在 20 世纪 90 年代中期就发表了好几篇有重大影响的论文。

1.3.1 改良式颈淋巴结清扫术的适应证

对没有颈部淋巴结转移的患者实施经典根治

表 1.1　AAO-HNS 关于颈淋巴结清扫术分类

根治性颈淋巴结清扫术

改良根治性颈淋巴结清扫术

选择性颈淋巴结清扫术

舌骨上颈淋巴结清扫术

侧颈淋巴结清扫术

侧后方颈淋巴结清扫术

颈前淋巴结清扫术

扩大颈淋巴结清扫术

表 1.2　Memorial 医院 Spiro 教授建议的颈淋巴结清扫术分类

根治性颈淋巴结清扫术（四或五个淋巴结区）

传统根治性颈淋巴结清扫术

改良根治性颈淋巴结清扫术

扩大根治性颈淋巴结清扫术

改良和扩大根治性颈淋巴结清扫术

选择性颈淋巴结清扫术（三个淋巴结区）

舌骨上颈淋巴结清扫术

颈内静脉链颈淋巴结清扫术

其他任何三个分区颈淋巴结清扫术

有限的颈淋巴结清扫术

侧后方颈淋巴结清扫术

气管周围颈淋巴结清扫术

纵隔淋巴结清扫术

其他任意一个或两个分区颈淋巴结清扫术

表 1.3　Medina 对美国科学院颈淋巴结清扫术分类的修订

完全颈淋巴结清扫术	选择性颈淋巴结清扫术
根治性	侧方
A 亚型	前外侧
B 亚型	舌骨上
改良根治性	后外侧
ⅠA 型	根治性
ⅠB 型	Ⅰ 型
ⅡA 型	Ⅱ 型
ⅡB 型	Ⅲ 型
ⅢA 型	扩大型
ⅢB 型	

性颈清扫术过于激进。此外，根治性颈清在治疗进展期的转移灶如 N_2、N_3 患者并不总能成功。术式改良让我们意识到，我们为患者选择的治疗方案可能还不如患者自身的免疫功能重要。人类免疫系统在哪些患者可以康复、颈部复发的概率和治愈概率等方面发挥着一定的作用。无论是激进的手术方式还是相对保守的手术方式，都有一定的颈部复发概率。

根治性颈淋巴结清扫术切除了从下颌骨至锁骨、颈中线至斜方肌前缘的所有淋巴结，同时切除了位于腮腺尾部的淋巴结、颈内静脉、副神经和胸锁乳突肌，但保留了耳后、枕下、颊、面周和咽后淋巴结。当存在广泛淋巴结转移、伴有显著的结外侵犯及副神经和颈内静脉周围淋巴结转移等情况时，建议行根治性淋巴结清扫术。该术式也常用于化疗或放疗失败后的外科挽救治疗、既往有治疗史和存在其他复杂或不确定的情况。

根据 AAO-HNS 的分类，改良根治性颈清扫术的淋巴结范围与根治性手术（Ⅰ～Ⅴ区）相同，即"整块"切除该区域的淋巴结和淋巴管，保留了根治性清扫术时切除的一个或多个非淋巴结构。改良的目的是减少因副神经切除而引起的并发症。切除颈内静脉引起的不良后果仅在行双侧清扫时才会凸显。保留胸锁乳突肌更多是处于美容方面的考虑。

改良根治性颈淋巴结清扫术是指切除所有肉眼可见的颈淋巴结转移灶，但保留副神经。如果转移淋巴结和副神经之间的距离并不超过转移灶和迷走神经或舌下神经之间的距离，保留副神经是合理的。这是因为在根治性颈淋巴结清扫时，常规保留迷走神经和舌下神经，而牺牲掉副神经。

1.3.2 cN$_0$

Martin 对选择性颈淋巴结清扫的偏见（曾被错误命名为预防性颈清扫术，因为没有颈淋巴结清扫术是可以用于预防的）已被重新审视。回顾性研究、综述和分析研究均表明，因颈部可能存在未发现的转移灶，原发灶治疗后的观察等待策略会增加失败风险。这个风险与原发灶部位有关。cN$_0$ 或所谓隐匿性转移的概率与原发灶的部位、大小有关，也与其他因素如原发灶粘膜浸润深度等有关。临床医生可通过触诊、影像学检查和穿刺活检等来评估这些

风险。风险评估的结果可进一步用于合理抉择是否需要、何时开始及如何治疗这些 cN$_0$ 患者。

选择性颈淋巴结清扫术的普及应用是更保守清扫手术的主要刺激因素。目前已经明确，由于许多患者颈部确实不存在转移，许多选择性颈部淋巴结清扫术并未切除任何转移灶。有证据表明，清扫范围小于根治性颈淋巴结清扫术的选择性淋巴结清扫术可以有效控制隐匿性转移。

一种新的思想正在形成并逐步演化。这种思想探寻：哪种非必需的治疗伤害最小？如果没有，哪种必需治疗最有效的？必需是指有转移灶，而非必需是指没有转移灶。例如，Shah 发现 2/3 接受选择性颈淋巴结清扫术的患者并没有真的发生转移。如何更少地在根治术中实施清扫孕育出"选择性清扫"这一颈部外科治疗策略。

与以往相比，当前更依赖技术手段来评估 cN$_0$ 患者。在检测所谓隐匿性、微观或亚临床淋巴结转移患者时，临床触诊评估是必要的，但不够准确。术语混淆也影响治疗计划的制订。隐匿或亚临床是指触摸不到或影像学检查不确定。微观是指转移只能通过对标本进行显微镜检查才能发现。这些区分对于没有转移迹象的患者是否实行放射治疗非常重要。

据考证，触诊有 20%～50% 的差错。其准确性取决于检查者的经验、患者体质（如短胖颈与瘦长颈）、既往颈部治疗史（包括开放颈部活检）以及既往颈部放射治疗史。在存在较小不可触及的肿瘤时，计算机断层扫描（CT）、磁共振（MRI）、超声和正电子发射计算机断层扫描（PET-CT）扫描成像技术等影像学技术的最新进展降低了该类患者颈部（N）分期的误差。CT 和 MRI 诊断为恶性的标准包括：①Ⅱ区结节短径 ≥ 15 mm，其他区 ≥ 10 mm；②有三组或三组以上可疑结节，即使直径为 1～2 mm 甚至更小；③任意大小伴中央坏死的结节；④扫描区域结节内组织（即脂肪）平面的丢失。这些标准是不可靠的，但在不断完善精确中。结节大小是最不可靠的标准。Friedman 等发现，以 > 10 mm 为临界值，诊断灵敏度为 95%，但特异度仅为 77%。Feinmesser 等发现以 > 15 mm 为阈值，诊断灵敏度仅为 60%，特异性为 85%。中心透亮影可能有误导倾向，因其可能由淋巴结中的脂肪

或含斑块形成的动脉引起。超声引导下的细针穿刺提高了诊断的准确性，由超声和穿刺活检专家实施的准确性接近 90%。PET-CT 敏感性高，但缺乏特异性。

在实践中，应用选择性颈淋巴结清扫术治疗 cN_0 患者的治疗选择基于如下考虑：原发灶的临床评估、转移概率的估计以及影像学检查中的不确切证据。

1.3.3 选择性颈淋巴结清扫术

MD Anderson 和 Memory-Sloan-Kettering 医院的相关专家推广了选择性颈淋巴结清扫术的理念。

淋巴结分区

根治性和改良根治性颈淋巴结清扫术认为，颈淋巴结是一个统一的系统，按解剖区域可分为上、下、后和下颌下等。在美国，选择性颈淋巴结清扫术更多关注淋巴结分区而非整个系统。选择性清扫的理论模式是基于回顾性研究的结论，这些回顾性研究表明，头颈部不同部位原发灶的早期患者转移有可预测的模式。这个转变是功能保全手术理念下顺理成章的结果，背离了"手术越大，疗效越好"的理论。

划分淋巴结分区最常用的术语是由 Sloan-Kettering Memory 医院头颈外科提出的。该分类将颈部两侧的淋巴结各分为五个区。第六区是描述颈部正中的分区。关于淋巴结组分区和边界的相关内容将在下一章完整介绍。

选择性颈淋巴结清扫术

选择性颈淋巴结清扫术的构思似乎起源于 MD Anderson 对唇癌患者颈部淋巴结的处置。Jesse 和 Fletcher 于 1978 年提出了到底选择根治性颈淋巴结清扫还是改良根治性颈淋巴结清扫的问题。在 20 世纪 60 年代初，梅奥诊所的外科医生开始实施保留副神经的改良根治性颈淋巴结清扫术，当时由 Ward 等报道了这一术式。

选择性颈淋巴结清扫术用于已知或高度可疑的病变局限的患者。手术基于依赖于原发灶的转移模式预测。切除某一或某些分区的淋巴结取决于原发灶的部位。颈淋巴结清扫的选择范围的原则为疾病处于早期、既往未曾治疗且转移模式可预测。

头颈部不同原发部位肿瘤转移模式的相关信息使得颈淋巴结清扫的术式更具有选择性。其原因是什么？非淋巴结构的切除会导致颈淋巴结清扫术后的相关并发症。人们可能会质疑保留彼此融合相邻分区淋巴结的合理性。在美国，选择性颈淋巴结清扫术的理念很流行，但很难实施，因其仅推荐于治疗早期和既往无治疗史的患者。随着所谓的器官保留术式在临床研究和学界的推广普及，由外科医生操刀的既往未治疗的患者不像选择性颈淋巴结清扫术理念刚兴起时那么常见了。

选择性颈淋巴结清扫术：关键问题

来自美国以外地方的外科医生可能想知道，尝试对外科医生一直做的手术进行分类的目的是什么。其主要目的更多是非肿瘤学考量而不是肿瘤学考量。我们认为选择性分类的作用是美国医疗赔付系统的一部分。保险公司和政府卫生保健基金系统更倾向于通过尽可能多的选择性手术编码分类，对他们所支付费用进行确切描述。这种动机很少被提及。这种命名的实施具有意想不到的后果。癌症中心的指南将社区医院的头颈肿瘤专家与癌症中心专家区分开来。这可能是一个心照不宣的"目的"，而非无意的结果。有 7 个或更多原发部位，4 个原发灶分期，3 个或更多颈淋巴结分期，7 种或更多种的清扫术式，还进一步分为双侧，从业者必须在如此多的排列组合中做出选择，以至于可能导致颈部治疗不足、治疗过度或根本未做治疗。出于这种挫败感，患者可能被转诊到医疗中心。经验丰富的外科医生很可能凭直觉就可以很自如地在这些选项中做出选择。而社区医院的外科医生并不能这么自如地在这么多选项中做出选择，可能会放弃，也可能会建议转诊，也可能选择行颈部放疗，或在某些情况下对颈部淋巴结不做处理。当医学教育者们聆听了一百多位住院医生关于他们对合适的颈部治疗策略看法的讨论后，我们感受到了他们的困惑。有经验的外科医生可以在特定情况下采用选择性颈淋巴结清扫术。这些选择通常是出于直觉和基于双侧清扫有时很重要的"坚定信念"。Martin 的关于没有绝对正确和没有可靠统计学数据支持相关选择的警示依然存在。在美国，选择性颈淋巴结清扫术的整个理念很可能是毫无意义的，因为如此多的颈部转移手术是在放化疗后实施的，或是晚期（N_2 和 N_3）颈部转移计划性手术的一部分，或是放化疗失败后的挽救性手术。

1.4 功能性颈部清扫术

1968 年，时任西班牙马德里拉巴斯大学医院耳鼻咽喉科主任 César Gavilán 应邀在阿根廷科尔多瓦大学医学院做前庭功能障碍方面的讲座。Osvaldo Suárez 也参加了该讲座（图 1.1）。Suárez 虽然是耳鼻喉科医生，但同时在解剖学系教授 Pedro Ara 指导下开展相关解剖工作。Ara 教授在阿根廷以"西班牙语解剖学家"而知名，也因对 Eva Perón 夫人进行尸体防腐处理而备受欢迎（图 1.2）。解剖学家和耳鼻喉科医生的双重身份，使 Suárez 具有独特优势。一方面，作为耳鼻喉科专家，他对头颈癌特别是喉癌非常精通；另一方面，作为解剖学家，他十分了解所有与颈淋巴结清扫相关的解剖细节。

培训结束后，Suárez 与 César Gavilán 结识并邀请他观看几例同时行功能性颈淋巴结清扫的喉癌手术。

他介绍说，这是为 N_0 患者和有小淋巴结但并未与周围组织固定的患者而设计的全新治疗方法。第二天早上，他们一同进了手术室。César Gavilán 被 Suárez 的手术震惊到了。这次体验非常触动人心，可谓"幸运来敲门"的典型例子。Suárez 的手术与他以前见过的完全不同。手术干净、系统、全面、易于理解和训练。而且从肿瘤学的角度来看，又极其实用。

作为回应，他立即安排 Suárez 来年来马德里进行交流，在拉巴斯大学医院停留 2 周。在第一周，他将尽可能多地与他所在的科室团队合作手术。第二周将专注于做喉癌方面的培训。Suárez 接受了 César Gavilán 的邀请。

尽管他后来被诊断出患有与肾上腺皮质腺瘤相关的一系列的疾病，但还是如约来到了马德里。1969 年 6 月，在一周的时间里，他每天在西班牙马德里拉巴斯大学医院耳鼻喉科为头颈癌患者实施

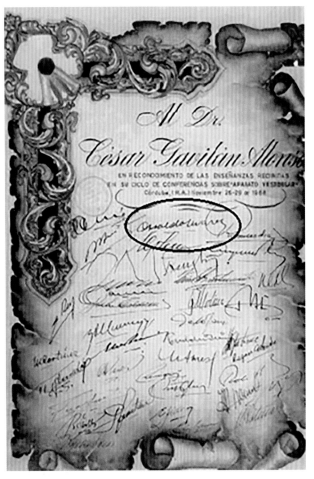

图 1.1 Osvaldo Suárez 与其他参与人员共同签名的证书，以感谢 César Gavilán 博士在阿根廷科尔多瓦做的前庭功能障碍方面的培训（1968 年 11 月）。

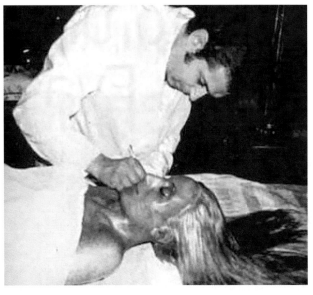

图 1.2 1952 年，Pedro Ara（西班牙解剖学家）正在对 Eva Perón 夫人的尸体进行防腐处理。

手术。第二周，他专注于讲授功能性颈淋巴结清扫术，在培训中，他交替进行授课和现场手术演示（图1.3）。

接着，又安排了他再次回到马德里，重复这一激动人心的经历。但很不幸，由于阿根廷政局动荡，阿根廷历史上的黑暗时期阻止了 Osvaldo Suárez 重返马德里。

1972年，Osvaldo Suárez 在家看电视新闻，在主播提到一位年轻女士当街被军方枪击身亡时，他突发心脏病逝世。而这位年轻女士正是他的女儿……在这段悲伤的经历过了几年后，他的另一个儿子在一次飞机失事中失踪，坠入大海。当我们编写本书时，他99岁的遗孀依然健在。

1.4.1 功能性颈淋巴结清扫术的起源

"如果你认为你发现了一些新东西，那是因为

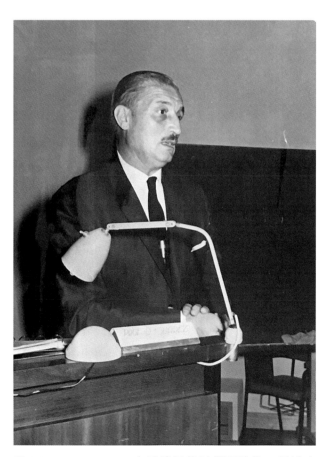

图1.3 Osvaldo Suárez 在马德里拉巴斯医院的一场讲座（1969年6月）。

你读的书还不够多。"这一通俗的观点是对科技领域大多数创新理论的精辟总结。对人类知识的巨大贡献，一直是前人研究和个人经验结合的产物。然而，几乎每一个重要的科学发现都与一个人的名字有关。功能性颈淋巴结清扫术必然与 Osvaldo Suárez 的名字与他本人紧密相连。

事实上，从一开始就很清楚的是，在许多情况下，根治性颈淋巴结清扫术过于激进。一些外科医生，如 Truffert、Silvester Begnis 等，曾经试图改变当时被认为是标准的治疗方法，但他们的尝试没有完全成功。然而，他们为今后的发展奠定了基础。Osvaldo Suárez 必然是将前人认识以及个人在肿瘤和解剖方面的经验进行归纳总结，然后开辟出治疗头颈部肿瘤患者颈淋巴结转移的新方法。这种将知识背景、个人经验和手术技巧有机结合的产物就是功能性颈淋巴结清扫术。

功能性颈淋巴结清扫术应考虑两个不同的因素：①该手术过程的精髓；②对应的手术技巧。

功能性颈淋巴结清扫术的精髓

Suárez 提出的"功能性"颈淋巴结清扫术的主要目的是切除颈部所有的淋巴组织，同时保留颈部其他的结构。通过利用包绕绝大多数颈部结构的筋膜平面来将周围组织和相邻的淋巴组织分离开（参阅本书第2章）。

只要肿瘤细胞仍局限在颈部淋巴系统内，就可以通过将颈部结构从覆盖的筋膜上小心剥离，得以将肿瘤安全切除。当肿瘤局限在各个孤立的淋巴结组织内时，切除胸锁乳突肌、颈内静脉或任何其他重要的颈部结构并没有肿瘤学意义上的"获益"。当病变侵犯到某个淋巴结的壁，将淋巴结固定在周围的结构上时，情况就改变了。此时，肿瘤不再是"淋巴结上的肿瘤"而是"颈部肿瘤"了。这种情况就背离了"功能性"的精髓，此时采用切除相关颈部结构的经典颈清是适当的。

因此，功能性颈淋巴结清扫术的精髓是利用颈部的特殊解剖层次，切除全部或部分淋巴组织，保留剩余颈部结构。这个定义的关键词是全部和部分。功能性颈淋巴结清扫术的精髓不考虑切除的范围，仅仅是准备利用颈部的筋膜平面来进行切除目标组织而保留周围结构。根据颈部转移的预期发生率、原发肿瘤的部位和大小以及外科医生的优先考

虑，功能性颈淋巴结清扫可以包括颈部的所有淋巴组织（所有淋巴结区域）或只有一些选定的淋巴结分区。当该手术被美国外科医生采纳时，这些关键词被忽略了，功能性颈淋巴结清扫术的理念（手术的精髓）受到了严重的影响。

对于声门上癌，Osvaldo Suárez 从不切除颏下和下颌下淋巴结（Ⅰ区）。显然，他也不切除颈部中心区（Ⅵ区）淋巴结。然而，只要以通过筋膜平面指导外科医生手术来实现清扫作为主要原则，他仍然认为这是功能性颈淋巴结清扫术。

可能有人质疑，保存某些淋巴结分区需要切开包含颈部淋巴系统的纤维脂肪组织，这似乎与筋膜解剖的基本原则相矛盾。这只是一种理论问题而没有实际意义。多年来，功能性颈淋巴结清扫术的结果已经证实了这一点。事实上，需要注意的是，淋巴结分区只是颈部淋巴系统的示意图，实际上只是按照颈部主要血管和神经的路径来进行划分的（参阅第2章）。保留副神经的改良根治性颈淋巴结清扫术也需要在上颈部切开淋巴结包裹的组织，以保留颈静脉孔与胸锁乳突肌之间副神经的解剖完整性。该操作的理论弊端是要切断淋巴组织而破坏固有的筋膜屏障，但只要严格掌握手术适应证，有关肿瘤学的结果从来就不是个问题。

总之，功能性颈淋巴结清扫术的精髓与喉部分切除术的理念相当。全喉切除术以器官为对象，切除整个喉以及包含在其内的肿瘤，而喉部分切除术则以肿瘤为目标，保留了未受肿瘤累及的喉及对应的部分功能。这两种式式都有自己的理论基础、各自作用和手术适应证，两者都不能被认为是对另一种方法的改良。功能性和根治性颈淋巴结清扫术也是如此。

功能性颈淋巴结清扫术的手术技巧

我们特别强调功能性颈淋巴结清扫术的精髓（即手术理念）与手术技巧（即仅作为一种新的手术方式）之间的区别。作为一名外科医生，可以在没有手术技巧的情况下实施功能性颈淋巴结清扫术，反之亦然。

尽管人们对功能性清扫方法的技术细节给予了更多关注，但它们在手术认识中仅起次要作用。手术切除的范围、手术技术难度、手术操作所需的时间等因素多年来一直是争论的焦点。诚然，这些因素多数值得关注，但很显然，这些不是主要问题。

对手术范围的关注先前已经讨论过，并将在本书的其他章节予以重点阐述。技术难度是一个相对的问题。对于像我们这种从职业生涯开始就接受这一手术训练的人来说，功能性颈淋巴结清扫术比传统的根治性手术容易得多。为什么？仅仅因为我们做的功能性清扫术比根治性手术多。这说明技术难度是相对的。关于功能性颈淋巴结清扫术更耗时的观点也是如此。显然，对于 N_0 患者，进行彻底的功能性颈淋巴结清扫术比根治性清扫更加耗时。然而，时间差异也将取决于外科医生的经验，这也再一次说明，熟悉功能性清扫的人将发现时间上的差别并不是那么重要。更不用说对 N_0 患者实施根治性颈淋巴结清扫术在美容、解剖和功能上的不良后果，如今几乎少有已经过足够训练的外科医生会接受和认可这些。

Osvaldo Suárez 经常强调的另一个技术因素是解剖操作方法类型（例如，锐性解剖还是钝性解剖）。作为一名解剖学家，他强调，沿着颈部筋膜层面进行解离，锐性解剖比钝性分离更具优势。我们中的一些人吸取他的经验，在功能性颈淋巴结清扫术的大部分手术步骤中仍然使用手术刀。下面的章节会介绍成功的用刀分离的技术细节以及一些实用的技巧。

功能性清扫：理念与技术的结合

在不了解手术精髓的情况下实施功能性颈清扫的技术细节，会导致大量不同的手术，无论是选择性颈淋巴结清扫、改良式颈淋巴结清扫、有限的颈淋巴结清扫，还有其他我们想用的名称。从某种程度上讲，绝大多数的颈清分类也都出现在文献中。另一方面，理解手术的精髓，但使用错误的手术技能会产生一种难以理解和培训上的混乱。该手术看起来就没有吸引力，而且手术观察者会有不好的体验和感觉。

与任何其他人类活动一样，渐臻完美需要理念和技巧的均衡结合。只有将技术细节与手术理念有机结合才能实现这一点。这才是我们所说的功能性颈淋巴结清扫术。

1.4.2 功能性颈淋巴结清扫术的演化

Osvaldo Suárez 在功能性颈淋巴结清扫术方面

做出了极大的贡献。他是一位伟大的外科医生，对颈部解剖了如指掌，并为头颈癌患者设计了一种全新的颈淋巴结手术清扫方法。他还能把手术技巧传授给那些渴望协助或观察他手术、有极高热情的外科医生。然而，他的重要问题在于：他没有投入足够的时间和精力来促进他的技术在学界传播。事实上，他只发表了几篇与功能性颈淋巴结清扫术间接相关的论文。在他最常被引用的论文 "*El problema de las metástasis linfáticas y alejadas del cáncer de laringe e hipofaringe*"（《喉癌和下咽癌的淋巴及其远处转移问题》）中，他描述了功能性颈淋巴结清扫术的解剖学基础，而没有深入描述手术技巧等内容。

1.4.3 Osvaldo Suárez 之后的功能性颈淋巴结清扫术

在他人生的最后几年，Suárez 向他的两个杰出追随者传授了该手术。两人都对喉癌患者的手术特别感兴趣，因为两人都是拉丁语系国家的耳鼻喉科的专家，那里的喉癌特别是声门上喉癌的发病率非常高。这些肿瘤中双侧颈淋巴结转移的发生率，以及 N_0 患者治疗的需要，使功能性颈淋巴结清扫术成为此类患者的理想治疗方式。这些满腔热忱的追随者包括西班牙的 César Gavilán 和意大利的 Ettore Bocca。他俩都是直接从 Suárez 那里"取经"。他俩都明白，这可以是解决 N_0 患者和双侧颈淋巴结清扫等问题的方案，他俩都认可功能性颈淋巴结清扫

术是一种全新的、具有革命性的手术方式。Suárez 还有一个训练有素的弟子，即他的亲戚 Filiberti 博士，但不久就去世了，同时带走了 Suárez 在阿根廷的知识和传承。

César Gavilán 在 20 世纪 60 年代末和 70 年代初将功能性颈淋巴结清扫术引进至西班牙。Ettore Bocca 将其引进至意大利。不过，Bocca 还将他的成果发表在英文杂志上。这就解释了为什么功能性颈淋巴结清扫术与 Bocca 的名字常常联系在一起。然而，如果你仔细阅读 Bocca 关于功能性颈淋巴结清扫术的论文就会发现，Suárez 的名字常常被提及。

功能性颈淋巴结清扫术在欧洲开展十多年后才传入美国，但更重要的是，它是通过第三方的经验和语言来实现的。因此，在适应新环境的过程中丢失了部分信息。不幸的是，缺失的这部分信息恰好是理念这部分，被认为是不那么重要的信息，实际上是新手术的核心。

在美国，这项手术很快得到认可，成为头颈癌患者颈部处理中可达到肿瘤安全性要求的手术方式。然而，它被认为只是对 Crile 描述的经典根治性颈部淋巴结清扫手术的简单改良，成为众多颈淋巴结清扫术分类中一个新的分类条目。空有了手术技巧，但美国的头颈外科医生并没有领会到手术的理念（也就是手术的精髓）。在翻译和转化的过程中，功能性颈淋巴结清扫术的真实理念已不复存在了！

（陈健　冯剑平　任敬远）

2

功能性和选择性颈淋巴结清扫术的
理论基础和解剖学基础

The Rationale and Anatomical Basis for Functional and Selective Neck Dissection

2.1 引言

Osvaldo Suárez 所描述的功能性颈淋巴结清扫术是基于颈部淋巴组织与肌肉、腺体、神经和血管等结构之间所存在的筋膜屏障。这种解剖屏障创建了清扫术外科区域平面的划分。这些筋膜层与颈部肌肉和器官相互交错，形成了平面和空间，许多重要组织结构排列在一起。被称为"封套筋膜"的这一解剖基础是支撑功能性颈淋巴结清扫的根基。

本章将从实用和外科角度描述功能性颈淋巴结清扫术的解剖基础。

2.2 功能性和选择性颈清扫的基本原理

2.2.1 颈部筋膜解剖

颈部筋膜层的解剖有许多不同的表述。基于实用角度，我们认为颈部有两个明显的筋膜层，即颈浅筋膜和颈深筋膜。颈浅筋膜相当于皮下组织。而颈深筋膜是功能性和选择性颈淋巴结清扫术的关键结构。颈浅筋膜由颧骨向下延伸至锁骨，包裹着颈阔肌和面部表情肌。皮肤的血管网络形成颈阔肌的浅筋膜网，通过几个分支把这个浅筋膜网和下面的血管供应连接起来。

浅筋膜和深筋膜之间有一个潜在的间隙，使得皮肤和浅筋膜在深部结构上自由移动。这个平面位于颈阔肌之下，是功能性和选择性颈淋巴结清扫术及其他颈部操作正确游离皮瓣所应该遵循的分离平面。在这个平面上翻瓣，保留了皮肤血管网，同时

在一个相对无血管的平面进行清扫（图 2.1）。

颈深筋膜（图 2.2）包绕着颈部，包裹不同的结构。出于教学目的，可以认为颈深筋膜有三层不同结构：浅层、中层和深层（也叫椎前筋膜）。作为外科角度重要的结构颈动脉鞘，位于颈深筋膜的这些层次之间。

颈深筋膜浅层，又称封套筋膜或前筋膜，完全包裹除皮肤、颈阔肌和浅筋膜外的颈部组织。其向上附着于枕骨隆突、乳突、腮腺包膜和下颌骨体。向下延伸时，从下颌骨前部向前穿过至舌骨，再从此向下至胸骨，向后穿过颈椎横突和项韧带。向下附着在胸骨、锁骨上缘、肩峰和肩胛冈。在下缘靠近中线处，浅层在胸骨的胸骨柄表面分成两个不同的层面，包绕胸骨上间隙。从后到前，颈深筋膜浅层穿过颈后三角并分别包绕斜方肌、肩胛舌骨肌下腹以及胸锁乳突肌。颈部的浅静脉位于颈深筋膜浅层或位于其中。

中层或内脏筋膜，包裹上呼吸－消化道。其在上端被称为颊咽筋膜，嵌插入颅底区，并包裹鼻咽和口咽的后部和外侧。进一步向下，内脏筋膜附着在舌骨上，包裹带状肌（除肩胛舌骨肌下腹外）、喉部、气管，以及下咽和食管。甲状腺、甲状旁腺、喉返神经和颈前区淋巴结也被内脏筋膜层包裹。向下与纵隔内的心包相续。

深层或椎前层包裹脊柱、椎管旁肌和椎前肌。其向后附着于颈椎横突和项韧带，向外附着于颈椎横突的前结节。它在最大限度上向上走行达到颅底颈静脉孔与颈动脉管，然后通过基底突到达对侧。在上颈部，这个筋膜层覆盖背部的肌肉同时深入侧

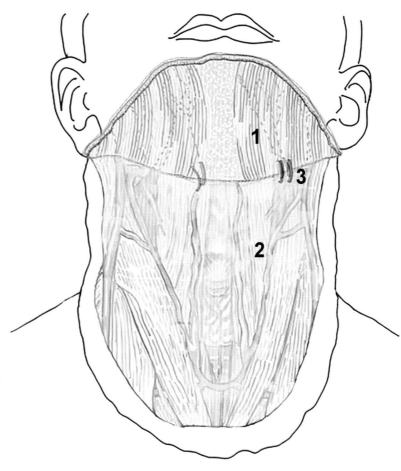

图 2.1　颈部翻瓣后的示意图。颈阔肌内清楚地显示颈浅筋膜内的血管网。部分深部血管穿过颈阔肌和颈深筋膜浅层与浅筋膜血管网相吻合形成的循环。在颈部淋巴结清扫翻瓣时需要凝扎吻合的穿支血管。1，掀起的上部皮瓣；2，颈深筋膜浅层；3，吻合的穿支血管。

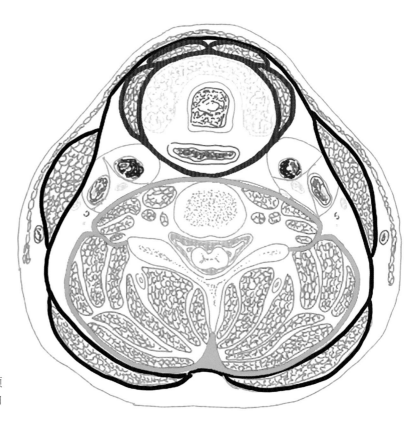

图 2.2　第 6 颈椎水平颈部横截面显示颈深筋膜的三层：浅层（黑色）、中层或内脏层（紫色）和深层或椎前层（绿色）。

颈部斜方肌（夹肌和肩胛提肌）。在这个水平面，浅层和深层之间有一个由副神经和与其伴行分布的淋巴结所越过的潜在空间。在下末端，两个筋膜层进一步分离，浅层仍附着在斜方肌和锁骨上，深层覆盖斜角肌群。膈神经在斜角肌群前方被深筋膜覆盖向下走行。

颈鞘或血管鞘位于由深颈筋膜的三个不同筋膜层所共同组成的筋膜层内（图2.3）。血管鞘从颅底走行到颈根部。它可以被看作是独立间隔包绕颈内静脉、颈总动脉、迷走神经和颈襻的一个圆柱体样结构。颈交感干在颈动脉鞘后、椎前层内走行。

筋膜室的划分，通过自下面的血管、腺体、神经和肌肉结构分离和移除这些"容器"的筋膜壁及其内容物，使颈部淋巴组织得到清扫。

2.2.2 淋巴结分布：淋巴结链

颈部淋巴系统由淋巴管紧密连接的淋巴结网组成。为了教学的目的，将对两个主要的淋巴网，浅淋巴结网和深淋巴结网分别进行讨论。

浅淋巴管（组）

头颈部的浅淋巴管收纳颈外静脉和颈前静脉附近的皮肤浅表淋巴结。浅表淋巴管包括颏下、颌下、颈外、颈前、枕部、乳突，腮腺淋巴组（图2.4）。

颏下淋巴结，通常有两个或三个，位于由双侧二腹肌前腹和舌骨为界的中线三角形空间内。它们收纳颏部、下唇中部皮肤黏膜、口底及舌尖等处的淋巴引流。这些淋巴结引流入下颌下淋巴结链或直接注入颈深淋巴结链。

下颌下淋巴结位于下颌骨水平支下缘。它们通常位于下颌下腺表面也可能会在腺体包膜内。下颌下淋巴结链和一些非特异性的面部淋巴结一起一齐接受鼻部皮肤和黏膜、眼睑内侧、面颊、上唇、下唇外侧、牙龈和舌外侧缘前1/3的淋巴回流。这些淋巴结注入颈横和颈深淋巴结链。

颈外侧淋巴结沿着颈外静脉排列在腮腺下淋巴

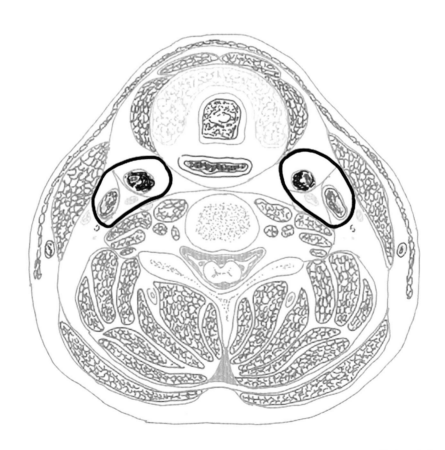

图2.3 第6颈椎水平颈部横断面显示颈动脉鞘。注意它是由三层颈深筋膜组成的。

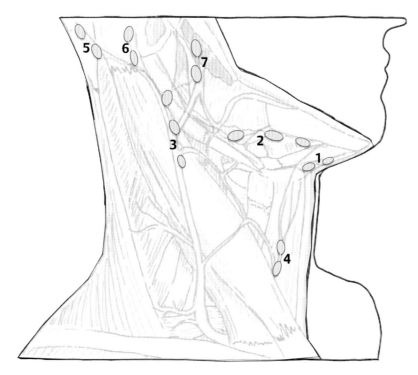

图 2.4 颈浅淋巴管。1，颏下淋巴结；2，下颌下淋巴结；3，颈外侧淋巴结；4，颈前淋巴结；5，枕淋巴结；6，乳突淋巴结；7，腮腺淋巴结。

结与胸锁肌中段之间。它们收纳耳下部和腮腺淋巴回流，注入颈深上淋巴结链。

颈前淋巴结沿着颈前静脉排列在颈部前下方。它们收纳舌骨下区淋巴，注入颈深下淋巴结链。

枕淋巴结收纳枕部皮肤及项部深浅部淋巴管。乳突淋巴结位于乳突表面，收纳耳、外耳道和颞区皮肤的淋巴引流。

腮腺淋巴结组包括浅和深淋巴结组。浅淋巴结组位于腮腺表面，深淋巴结组与颌后、颈外侧淋巴结位于腺体实质内。腮腺淋巴结收纳颞部和额部皮肤、眼睑、耳廓、中耳、腮腺和鼻腔黏膜表面的淋巴引流。

深部淋巴管

深淋巴管引流上呼吸道-消化道黏膜，以及甲状腺和喉部等器官，注入颈深淋巴结链。它包括颈内、副神经、颈横、咽后部和颈前深淋巴结链（图 2.5）。

颈内淋巴结链是由排列在颈内静脉附近 30 ～ 60 个数量不等的淋巴结形成。比较靠后的、较小的淋巴结位于夹肌、肩胛提肌和斜角肌表面，与颈内静脉前壁相邻。靠后的部分淋巴结收纳后部头皮、

来自枕部和乳突淋巴结以及来自颈部的皮肤和肌肉分支淋巴引流。前部淋巴结间接或直接收纳来自头颈部前区浅层和深层组织淋巴引流。

在二腹肌与颈内静脉交叉处有一个恒定的重要淋巴结，称为颈内静脉二腹肌淋巴结（又称角淋巴结）或 Küttner 淋巴结。其收纳舌根和腭扁桃体淋巴。另一个恒定的位于颈内静脉与肩胛舌骨肌中间腱交角（位于舌肌与颈内静脉的交叉处再往下）的重要淋巴结，即颈内静脉肩胛舌骨肌淋巴结（颈内静脉舌肌淋巴结）或 Poirier 淋巴结。其收纳来自舌和颏下的淋巴液。

为使用方便起见，颈内淋巴结链以位于颈内静脉二腹肌淋巴结和颈内静脉肩胛舌骨肌淋巴结为界，可分为上、中、下三部分。颈内淋巴结链下部的淋巴结不太恒定，而且也参与收纳非颈部相邻组织的淋巴引流。

副神经链在颈后三角的上部沿着副神经与斜方肌之下的颈横链合并。其接受来自枕部和乳突区的淋巴。

颈横链沿颈横血管走行。其接收来自副神经链和颈部外侧的输出淋巴管。咽后淋巴结位于咽旁间

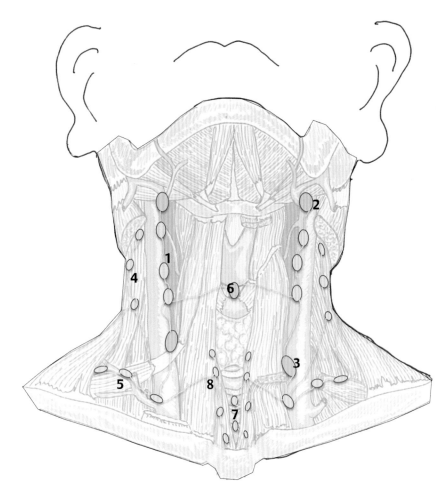

图 2.5 颈深部淋巴管。1，颈内淋巴结链；2，颈内静脉二腹肌淋巴结；3，颈内静脉肩胛舌骨肌淋巴结；4，副神经链；5，颈横链；6，Delphian 淋巴结；7，气管前淋巴结；8，气管旁淋巴结。

隙的外侧部分。它们收纳鼻腔、软腭、副鼻窦、中耳、鼻咽和口咽的淋巴回流。

　　颈前深淋巴结链包括喉前淋巴结（Delphian 淋巴结）、气管前淋巴结和气管旁淋巴结。它们收纳声门下、气管和甲状腺的淋巴。这条链与颈内链相连。

　　主要淋巴管

　　浅表和深层淋巴系统最初都是收纳最近的淋巴结，然后相继注入更加中心区的淋巴结，最终构成淋巴主干。在右颈部的基底部，颈静脉干（既收纳一侧头颈部大部分淋巴的主干）、颈横干和锁骨下干通常连接形成右淋巴管或大淋巴管。这种大型回流路线沿着斜角肌的内侧边界，并在右侧颈内静脉和右锁骨下静脉交界处注入静脉系统。

　　胸导管从腹部发出穿过胸腔，在左侧颈根部颈总动脉和锁骨下动脉之间浅出。然后其在锁骨下动

脉上方呈弓形走行，在椎动脉和甲状颈干前面继续走行，向后在颈内静脉与前斜角肌之间越过颈动脉鞘。胸导管在左侧锁骨下静脉与颈内静脉交界处横向注入静脉系统。左颈静脉干、左颈横干和左锁骨下干注入于胸导管或直接注入颈－锁骨下交界处。

2.2.3 淋巴结分布：淋巴结组

　　为实用起见，颈部可能被人为地划分为不同的淋巴结区域。这并不意味着颈部淋巴系统内存在真实解剖或生理划分。恰恰相反，如前所述在不同淋巴结组之间存在着广泛的相互联系的淋巴结链。因此，区域淋巴结分类只应视为颈部淋巴系统的示意图，而不是现实的解剖描述。正如在医学中常发生的那样，自然界比我们所希望的情况复杂得多。

　　20 世纪 80 年代，Memorial Sloan Kettering 医

院提出了最普遍流行的淋巴结分类术语。1991年，AAO-HNS头颈外科和肿瘤委员会进一步发展充实了该分类，并在2002年和2008年由美国头颈外科学会（AHNS）的颈淋巴结清扫委员会合作审核。根据这种分类，颈部分为6个不同的平面（图2.6、图2.7），其中三个平面又具体分为两个亚平面：

平面ⅠA（区）：颏下淋巴结。该组淋巴结包括位于以两侧二腹肌前腹和舌骨为界的颏下三角内的淋巴结。

平面ⅠB（区）：下颌下淋巴结。下颌下组包括位于二腹肌前后腹、茎突舌骨肌和下颌骨体为界的下颌下三角区的淋巴结。这些淋巴结位于下颌下腺旁，当这组淋巴结被切除时也应该切除下颌下腺。

平面Ⅱ（区）：属于颈深上淋巴结群。该组包括位于颈内静脉上1/3和副神经周围的淋巴结。向上自颅底水平，向下达舌骨下缘和（或）颈总动脉分叉水平。后界为胸锁乳突肌的后缘，前界为茎突舌骨肌的外侧缘。这个区又被副神经分为两个亚分区：

平面ⅡA（区）：此区淋巴结位于副神经垂直平面的前内侧。

平面ⅡB（区）：此区淋巴结位于副神经垂直平面的后外侧。

平面Ⅲ（区）：属于颈深中淋巴结群。颈内静脉中1/3周围的淋巴结，局限在Ⅱ区和Ⅳ区之间。后界是胸锁乳突肌的后缘和（或）颈丛感觉分支平面。前界是胸骨舌骨肌外侧缘和（或）颈总动脉。

平面Ⅳ（区）：属于颈深下淋巴结群。这组淋巴结包括位于颈内静脉下1/3周围的淋巴组织。上界是环状软骨的下缘和（或）肩胛舌骨肌上腹与颈内静脉交叉处。下界为锁骨，后界和前界同平面Ⅲ。

平面Ⅴ（区）：颈后三角。后界以斜方肌前缘为边界，前界为胸锁乳突肌后缘和（或）颈丛前感觉分支平面为界，下界为锁骨下缘。此平面被环状软骨下平面分为两个亚平面。

平面ⅤA（区）：包括位于副神经下半部分的淋巴结。

平面ⅤB（区）：包括颈横血管后淋巴结以及锁骨上淋巴结。

平面Ⅵ：前间隙或中央间隙。此平面包括喉

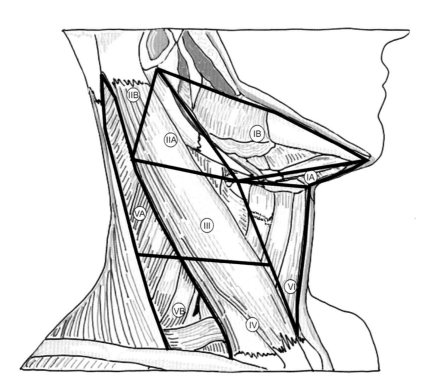

图2.6　根据美国耳鼻喉头颈外科学院—美国头颈外科协会分类，对颈部淋巴系统的区域划分：侧面观。平面ⅠA，颏下区；平面ⅠB，下颌下区；平面Ⅱ，颈深上区；平面Ⅲ，颈深中区；平面Ⅳ，颈深下区；平面Ⅴ，颈后三角区。

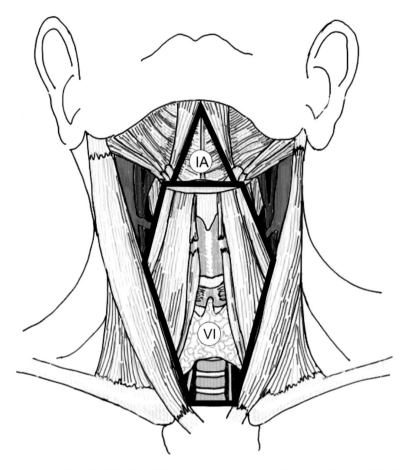

图 2.7　根据 AHNS-AAOHNS 分类，对颈部淋巴系统的区域划分：前面观。平面 I A，颏下区；平面 VI，颈前（前间隙）区。

前淋巴结（Delphian 结）、气管前和气管旁淋巴结、甲状腺周围淋巴结以及沿喉返神经排列的淋巴结。上界为舌骨，下界为胸骨上切迹，外侧为颈总动脉。

平面 VII：一些学者认为这是一个附加的区域。它包括位于胸骨上切迹下方和无名动脉上方的上纵隔淋巴结。

淋巴结分组分类的主要理论优势之一就是，每组淋巴结可能与评估不同的头颈结构的每个主要转移部位潜在风险有关。表 2.1 显示了原发肿瘤和淋巴结组最有可能发生转移部位的关系。

关于对淋巴结分组的最终论断

淋巴结分组的主要用途是来支持选择性颈淋巴结清扫术的应用价值。然而，淋巴结分组的"人为性质"造成了前后矛盾，这值得需要去注意避免陷入像如今发生的以"超选择性颈淋巴结清扫术"的名义进行手术的想法。在我们看来，以下才是将颈

部人为淋巴结分组的主要弱点。

（1）尽管一直努力将淋巴结组分类的外科标志

表 2.1　根据肿瘤原发部位最大可能发生转移的淋巴结组	
分区	原发肿瘤的位置
I 区	
颏下淋巴结	口底，口腔前部，下唇
下颌下淋巴结	口腔，鼻腔前部，面中部，颌下腺
II 区：颈深上淋巴结	口腔，鼻腔，鼻咽部，口咽部，下咽，喉部，腮腺
III 区：颈深中淋巴结	口腔，鼻咽部，口咽部，下咽，喉部
IV 区：颈深下淋巴结	下咽，喉部，颈段食管，甲状腺
V 区：颈后三角	鼻咽部，口咽部，头后部和颈后部皮肤
VI 区：颈前间隙	甲状腺，喉部（声门和声门下），梨状窝尖部，颈段食管

和影像学标志关联起来，但众所周知这种关联却缺乏一致性。即使我们都使用相同的分类方法，但是很难比较其结果。在外科领域，往往理论上已经很明确的不同水平和亚层次的解剖和影像学边界会被术者曲解。一般情况下，由于需要切除的组织较多故对已知点停止过度解剖，去牵拉暴露其他点并进行解剖，再返回来在已知点继续操作。另外，即使在理想的情况下，患者的Ⅳ区平面的上部淋巴结很有可能成为另一个人的Ⅲ区平面的下部淋巴结。

（2）在正常情况下，淋巴液回流遵循支持具有肿瘤安全性的选择性颈淋巴结清扫术的可预测路线。然而，头颈肿瘤患者的实际情况并不完全满足所谓的"正常情况下"的标准，淋巴液流动模式可能会受到与肿瘤本身、患者解剖特征以及先前治疗等外部因素的影响。一些手术从肿瘤学的角度来看经受了时间的考验，可以被认为是肯定安全的。但其他手术仍需要证据来证明其有效性。同时，建议慎用超选择性颈淋巴结清扫术。

（3）最后，不应把选择性颈淋巴结清扫术的依据过分依赖于淋巴分区的亚分区上，而应该是在功能性的概念上重点考虑。如果选择性颈淋巴结清扫术是有用的（对其中一些人来说，这是一个事实），这是因为其功能和概念是现实可行的。我们可以在不切除颈部毗邻结构的情况下清扫颈部的淋巴组织。这种明确范围的清扫对每一个具体头颈肿瘤手术不是特别确定的，而且还需要进一步精心设计的调查研究。

2.3 功能性和选择性颈淋巴结清扫术的解剖学基础

2.3.1 局部解剖学

颈部的局部解剖学知识具有重要指导作用，可以用通俗易懂的体表特征来作为颈深部组织结构的体表标志。这是体格检查和临床发现的关键要素。

从局部解剖的角度来看，胸锁乳突肌和颈动脉鞘将颈部的两侧划分为两个不同的空间。其呈锥体形状，这些空间被称为颈前三角和颈后三角（图2.8）。后外侧空间尖端向头端，尖端在乳突平面，

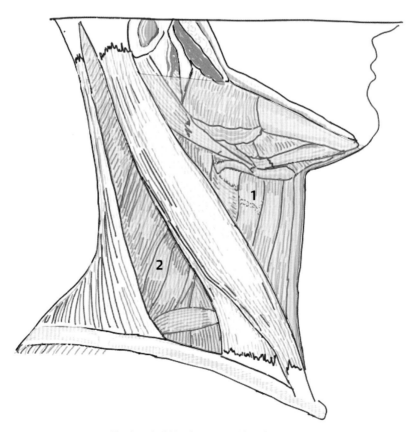

图 2.8 颈部主要解剖划分。1，颈前三角；2，颈后三角。

基底为锁骨平面。其没有明确的解剖边界，因为其通过颈腋管合并到腋窝。前内侧空间的顶端位于颈底部，其基底部位于颌下腺和腮腺下极的水平。这些空间包含容纳了绝大多数的颈部淋巴结。

颈前三角

颈前三角以颈前中线为前缘，胸锁乳突肌前缘以及下颌下缘为另外两界。颈静脉切迹构成其尖端，下颌骨下缘形成其基底部。二腹肌后腹和肩胛舌骨肌上腹进一步将这个空间分为数个小三角（如颏下、颌下、颈动脉和肌肉三角等，图2.9）。

颏下三角是一个不成对的空间，双侧以二腹肌前腹为界，下以舌骨体为界，上方以下颌骨下缘为界。颏下三角底由在中线分布的下颌舌骨肌构成。此空间主要包含脂肪和淋巴结。

下颌下三角以双侧下颌骨下缘和二腹肌前腹、后腹为界。下颌下三角的底边由前到后分别由下颌舌骨肌、舌骨舌肌和咽中缩肌构成。下颌舌骨肌将

其进一步分为上下颌舌骨肌空间和下下颌舌骨肌空间。上下颌舌骨空间包含舌下腺。颌下腺和数十枚不定数目的淋巴结位于下下颌舌骨肌空间。舌神经、舌下神经、部分节段的面动脉和静脉以及颏下动脉穿过这个三角。

颈动脉三角（又称上颈动脉三角）上界为二腹肌后腹，下界为肩胛舌骨肌上腹，后界为胸锁乳突肌的前缘。颈动脉三角为颈动脉系统提供了重要的手术入路。许多重要的结构，如颈总动脉、颈内静脉、迷走神经和交感神经干等都在这个空间的范围内。颈总动脉在甲状软骨上缘分为颈内、外两个分支。许多颈深淋巴结在颈动脉鞘内，沿着颈内静脉排列在静脉和颈总动脉之间。

肌三角（或下颈动脉三角）以肩胛舌骨肌上腹、胸锁乳突肌前缘、颈前正中线为界。它包含带状肌、甲状腺和甲状旁腺、喉和下咽、气管和颈段食管。

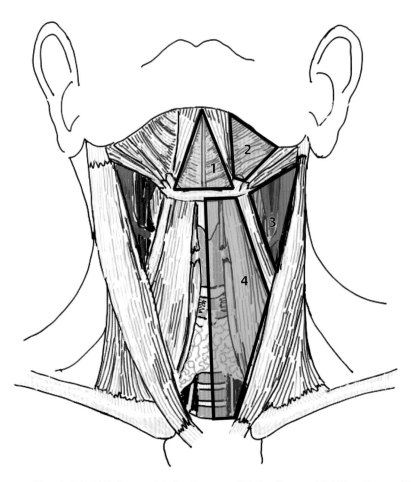

图2.9　颈前三角的解剖分布。1，颏下三角；2，下颌下三角；3，颈动脉三角；4，肌三角。

颈后三角

颈后三角前界为胸锁乳突肌的后缘，后界为斜方肌前缘，下界为锁骨中 1/3。其底部从上到下由头夹肌、肩胛提肌和中、后斜角肌构成。

肩胛舌骨肌下腹穿过此空间，将其分成两个较小的三角，上面的枕三角和下面的肩胛锁骨或锁骨下三角（图 2.10）。枕三角包含副神经和部分颈丛和臂丛。枕动脉穿过此三角的上部。肩胛锁骨三角对应锁骨上窝。

2.3.2 手术解剖学

本节按出现的顺序描述外科医生在功能性和选择性颈淋巴结清扫术过程中发现的解剖结构。

皮肤

颈部皮肤的血供是由面动脉、颏下动脉和枕动脉降支以及颈横和肩胛上动脉升支供应。

外科医生在设计切口时必须考虑到皮肤的血供。切除原发肿瘤入路和颈淋巴结清扫时应设计好切口并避免皮肤并发症。应尽可能地设计每侧皮肤切口仅穿过颈动脉一次，而且交叉点尽可能远离颈动脉分叉处。尽可能避免三分叉切口。

颈阔肌

颈阔肌是宽而薄的一层肌肉，位于颈部前外侧，紧接在皮下和颈深筋膜浅层（图 2.11）。它从胸肌和三角肌的皮肤和筋膜斜向下颌骨下缘和下部分面部皮肤。颈阔肌由面神经的颈支支配。

颈阔肌与颈深筋膜浅层之间翻瓣，可以识别以下解剖结构：颈外静脉和颈前静脉、耳大神经和面神经下颌缘支。

颈外静脉

颈外静脉始于下颌角附近腮腺内，由下颌后静脉的后支（面后静脉）与耳后静脉交汇而成（图 2.12）。随后斜穿胸锁乳突肌，在颈深筋膜浅层内，在耳大神经上半部正前方向与之平行。颈外静脉

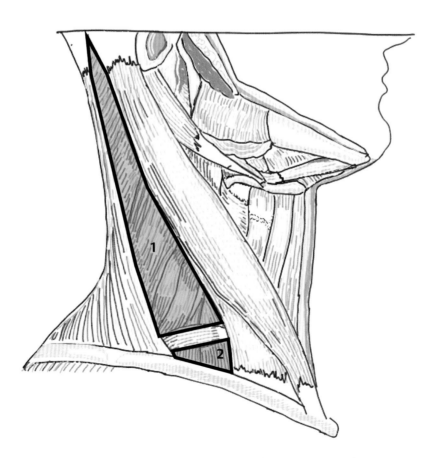

图 2.10　颈后三角的解剖分布：1，枕三角；2，锁骨三角。

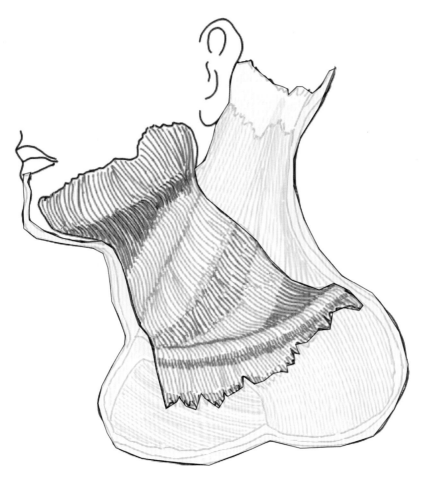

图 2.11 颈阔肌。

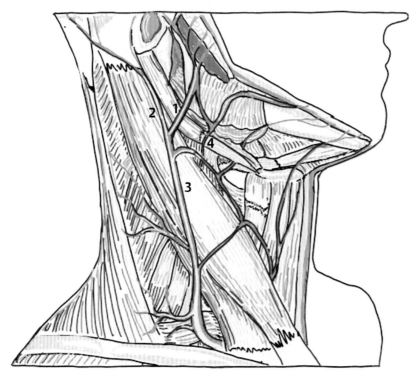

图 2.12 颈外静脉。1，下颌后静脉或面后静脉；2，耳后静脉；3，颈外静脉；4，面静脉（颈内静脉的分支）。

距锁骨上方约 5 cm 处在该肌后缘穿过颈深筋膜层。它通常汇入锁骨下静脉，但也偶尔汇入颈内静脉。它可能会有双套汇入。有时颈外静脉很小，甚至可能会缺失。在这些情况下，颈前静脉、颈内静脉或两者通常都会扩大。颈外静脉的分支和交通支包括耳后、枕后、颈后、颈横、肩胛上和颈前静脉。

颈前静脉

颈前静脉始于颏下，与颏下、颏、下唇和舌骨静脉交通（图 2.13）。它下降到中线附近，在颈深筋膜的浅层内走行。在锁骨上方向外转行并穿出筋膜层，进一步深入胸锁乳突肌，最终在颈外静脉汇入锁骨下静脉前汇入颈外静脉。当它向外转行时，颈前静脉越过中线发出横行交通吻合支，汇合对侧的颈前静脉形成颈静脉弓。

颈外静脉和颈前静脉之间常有交通，称为 Kocher 静脉，贯穿胸锁乳突肌的前缘。

带状肌

带状肌（图 2.14），又称舌骨下肌，由颈深筋膜中层包裹。它们的功能主要在于吞咽和说话过程中舌骨和喉部的稳定性有关，由颈襻分支支配。

胸骨舌骨肌是带状肌中最表浅、最内侧的肌肉。它起源于舌骨体，下附着于胸骨柄和锁骨内侧端。

肩胛舌骨肌在舌骨和肩胛骨上缘之间延伸，靠近肩胛骨的横韧带。它有中间腱联合的两个肌腹。肩胛舌骨肌上腹降至胸骨甲状肌的后外侧，与之平行，并覆盖甲状舌骨肌和胸骨甲状肌。其中间腱位于胸锁乳突肌下，在颈内静脉浅层与之交叉。这根肌腱是由颈深筋膜中间层固定，并将它结合到锁骨后表面。肩胛舌骨肌下腹部穿过臂丛和斜角肌，其远端部分由斜方肌覆盖。

胸骨甲状肌始于胸骨柄背面，并发出短的腱纤维斜行插入甲状软骨板内。它位于头臂静脉、气管和甲状腺的浅层。

甲状舌骨肌向上延续胸骨甲状肌，广泛地被肩胛舌骨肌和胸骨舌骨肌所覆盖。它起源于甲状软骨

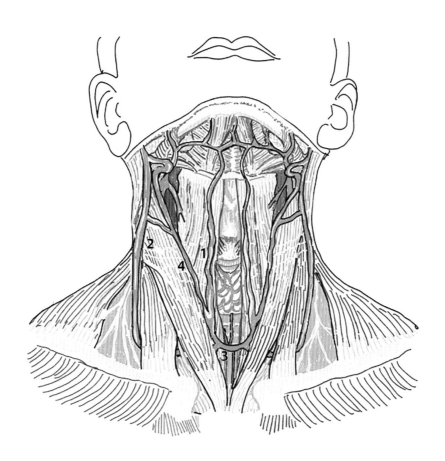

图 2.13　颈部浅静脉系统。1，颈前静脉；2，颈外静脉；3，颈静脉弓；4，交通支静脉（Kocher 静脉）。

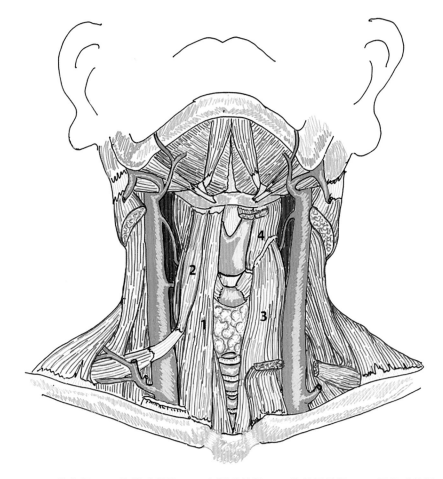

图 2.14　带状肌。1，胸骨舌骨肌；2，肩胛舌骨肌；3，胸骨甲状肌；4，甲状舌骨肌。

表层上的斜线，并插入于舌骨体外 1/3 下缘。

颈丛：浅支

颈丛是由上位 4 个颈神经前支（腹侧支）相互发出所构成的交通神经网路。它有浅、深两组分支。深运动分支是颈襻和膈神经，并将在本章后面部分讨论。

颈丛浅支皮神经在胸锁乳突肌后缘中点处（Erb 点）浅出颈深筋膜，分布于颈部、头皮下半部分及面部皮肤（图 2.15）。这些浅支进一步分支为上升、下降和横支。

升支包括枕小神经（C1、C2）和耳大神经（C2、C3）。枕小神经沿着胸锁乳突肌后缘向上达乳突。它分成耳廓、乳突和枕末梢支，并支配这个区域的感觉。耳大神经越过胸锁乳突肌浅层在其前缘水平分为前支和后支。前支向下颌角走行支配耳廓前面和面颊皮肤，后支支配耳廓后面皮肤。

颈横神经（C2、C3）横行穿过胸锁乳突肌，分为升、降两个分布于颈部皮肤的末梢支。

锁骨上神经（C3、C4）构成颈丛的主要降支。它以单个主干形式浅出，分为内侧、中间和外侧分支，支配胸前区和肩部的皮肤。内、外分支分别支配胸锁关节和肩锁关节。

胸锁乳突肌

胸锁乳突肌是由颈深筋膜浅层包裹的宽条状肌肉。胸锁乳突肌是颈部手术的重要标志。它从胸骨和锁骨斜行向上外到颅骨（图 2.16），覆盖颈部的大血管和颈丛的深支。上端附着于乳突外侧面、颞骨、枕骨上项线外侧半部。下端有两个不同的头。胸骨头附着在胸骨柄前面和颈静脉切迹外侧。锁骨头附着于锁骨中 1/3 上面。胸锁乳突肌由副神经和第 2、第 3 颈神经的分支支配。

下颌下三角

下颌下三角几乎由颌下腺完全占满，位于术野上界的空间。此三角底部由舌骨上肌群所构成的。

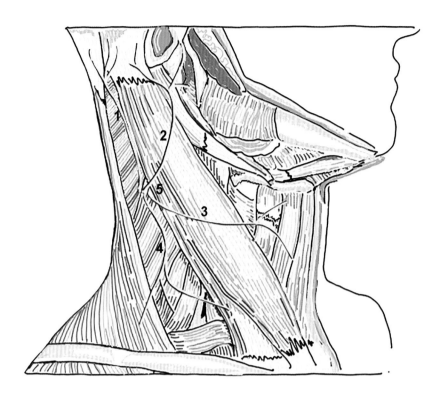

图 2.15　颈丛浅支。1，枕小神经；2，耳大神经；3，颈横神经；4，锁骨上神经；5，Erb 点。

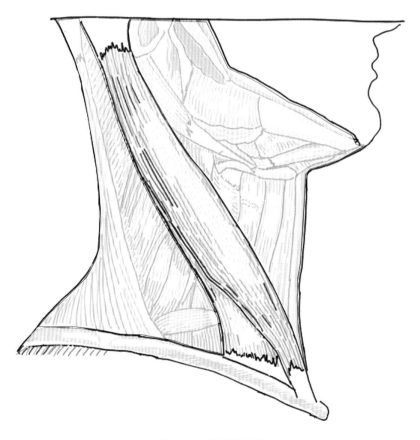

图 2.16　胸锁乳突肌。

舌下神经和舌神经以及舌部血管横过下颌下三角，术中务必要识别。面神经下颌缘支位于这个三角形的表面。

下颌下腺

下颌下腺分为浅部和深部小叶。浅部大小不一，可通过下颌下三角的皮肤表面触及挤压口底进行触诊。深叶位于下颌舌骨肌内。

腺体外侧面有面静脉和面神经下颌缘支越过（图2.17）。腺体的外侧上面与下颌内侧面的下颌下腺凹与翼内肌的尾部相毗邻。腺体的背侧被面动脉分隔成沟，并由茎突下颌韧带与腮腺分离。下颌下腺的深面向前与下颌舌骨肌，向后与舌骨舌肌、茎突舌骨肌和二腹肌后腹接触。下颌舌骨肌神经和动脉以及颏下动脉位于腺体和下颌舌骨肌之间。舌下神经、舌静脉和舌动脉的第一节段与下颌下腺后深面密切相关。

腺体深叶呈舌形延长至下颌舌骨肌后缘，并沿下颌下腺导管向前延伸（图2.18）。这个腺体的延长区域位于下颌舌骨肌（外侧）和舌骨舌肌和颏舌肌（内侧）之间。最初，其深部仅位于舌神经和颌下神经节的尾端，通常延伸到舌下腺。

在下颌下区后下部，颈深筋膜浅层与二腹肌后腹和茎突舌骨肌的筋膜融合并附着在舌骨上。当它移行至下颌下三角并越过下颌骨时分裂成两层，包绕下颌下腺，形成下颌下腺鞘。这些筋膜层在下颌下窝边缘附着在下颌骨。在其后部下颌下三角与腮腺毗邻，在两者之间筋膜变厚形成茎突下颌韧带。在下颌下腺鞘内和腺体上以及周围可发现淋巴结（图2.17）。当切除淋巴结时应当将腺体一并切除。原发肿瘤的位置决定淋巴结转移癌的情况。一般而言，当原发病变位于舌前部，口底、下唇、扁桃体和牙龈的前下部分时，下颌下三角应该包括在清扫范围之内。

肌肉

• 下颌舌骨肌（图2.19）：这扁平的三角形肌肉起自于下颌骨内侧的下颌舌骨线，并止于舌骨中缝和舌骨体。它从舌骨的前面向下颌骨后分下缘扇形发出。颌下腺、二腹肌前腹和颈深筋膜浅层部分覆

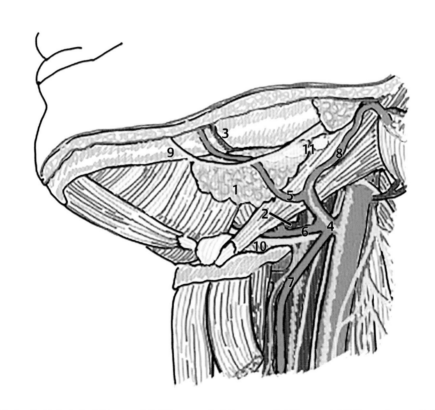

图2.17　颈部下颌下三角的内容和边界。1，颌下腺；2，舌动脉；3，面动脉；4，甲状腺－舌－面静脉主干；5，面静脉；6，舌静脉；7，甲状腺上静脉；8，颌后静脉；9，面神经下颌缘支；10，舌下神经；11，腺周淋巴结。

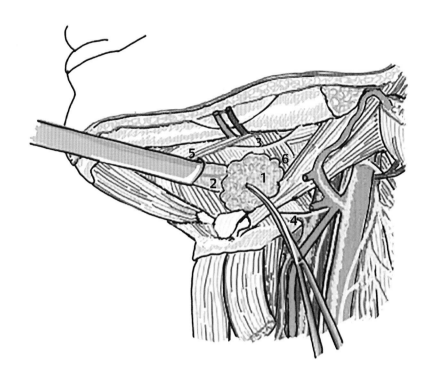

图 2.18　在下颌下三角区域将颌下腺浅叶向后牵拉，下颌舌骨肌向前牵拉时：1，颌下腺浅叶；2，颌下腺深叶和 Wharton 管（下颌下腺导管）；3，舌神经；4，舌下神经；5，下颌舌骨肌（被牵拉）；6，舌骨舌肌。

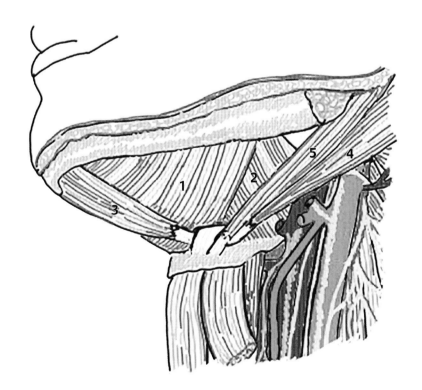

图 2.19　下颌下三角的肌肉。1，下颌舌骨肌；2，舌骨舌肌；3，二腹肌前腹；4，二腹肌后腹；5，茎突舌骨肌。

盖该肌肉。颏下动脉穿过该肌肉。它由下牙槽神经的分支下颌舌骨肌神经支配。下颌舌骨肌在吞咽和说话时抬高舌骨、口底和舌体。

• 舌骨舌肌（图 2.19）：这是一个扁平的四角肌，构成下颌下三角的后壁。它起自于舌骨的大角，并走向于舌外面，与下颌舌骨肌呈直角，并深入舌体。作为舌肌的一部分，它由舌下神经支配。

• 颏舌骨肌：是短而窄的肌肉，位于下颌舌骨肌上方，在颈淋巴结清扫时被下颌舌骨肌所隐藏。起自下颌骨颏联合后面的颏下棘，止于舌骨体前部，并与对侧的同名肌相接或融合。由第 1 颈神经支配，将舌骨向上前方，收缩口底，扩大咽部。

• 二腹肌（图 2.19）：此肌肉有由一个中间肌腱连接两个肌腹，并通过强大的纤维结缔组织环连接到舌骨体和舌骨大角。后腹起自颞骨乳突切迹。纤维束形成一个带状的腹部，离舌骨上方不长距离汇聚于中间肌腱中。后腹部位于乳突和胸锁乳突肌内侧，颈内静脉、颈内动脉和最后三条脑神经外侧。它是由面神经在茎乳孔发出的分支支配。中间肌腱位于颌下腺浅叶的深处，舌骨舌肌和下颌舌骨肌浅部。前腹肌腱较短起自下颌骨二腹肌窝。纤维聚集在中间肌腱的扁平前端的两面。前腹在下颌舌骨肌表面，被浅筋膜和颈阔肌覆盖。它由下颌神经的分支支配。

• 茎突舌骨肌（图 2.19）：此肌肉起自颞骨的茎突，平行于二腹肌后腹，分为两个筋膜衬里，通过二腹肌肌腱的两侧附着于舌骨体上。它由面神经从茎乳孔浅出时分出来的分支支配。茎突舌骨肌抬高和牵拉舌骨，拉长口底。

神经

面神经下颌缘支是一支配下唇和颏部运动的细小神经。在功能性颈淋巴结清扫术中，精确了解其位置是至关重要的，因为它平行于术野上界。神经穿过下颌下三角的上部，平行于下颌骨下缘。它走行于颈深筋膜的浅层，但越过面静脉的外膜浅层（图 2.17）。这是在术中保护面神经的一个关键内容。

舌下神经穿过下颌下三角，支配除了腭舌肌以外的所有舌部肌肉运动。穿舌下神经管出颅后，舌下神经于颈内动脉、静脉之间浅出。舌下神经弯曲向前就在枕动脉穿出点越过迷走神经和颈外动脉浅

层。神经分布于舌体过程中在二腹肌后腹深入下颌下三角，在舌骨舌肌和下颌舌骨肌之间消失（图 2.17、图 2.18）。在到达舌肌之前，神经通常是与一个或多个舌静脉分支交叉走行的，这可能是在术中令人困扰的出血来源之一。

舌神经是第 V 对脑神经三叉神经后部分支（V3）的最小末梢支。其一般感觉纤维分布于舌头的前 2/3、口底和下颌牙齿的牙龈。起初它下降在翼外肌内侧，在翼内肌和下颌支之间穿过至下颌舌骨肌线的后部。在这一点，它处于离最后一颗磨牙后方很短距离的位置，并被口腔黏膜覆盖。离开翼内肌，穿过咽上缩肌，并转向舌尖，穿过茎突舌骨肌、舌骨舌肌和颏舌骨肌的外面。当它穿过舌骨舌肌时，它自上、外方行向最终到下颌下腺的导管下方。当它上升到舌骨舌肌上时，它位于导管的内侧。神经在下颌下三角内，向后牵拉下颌下腺，向前牵拉下颌舌骨肌时可以看到（图 2.18）。舌神经由小的神经分支与颌下神经节相附着，再通过颌下神经节支配颌下腺。

血管

舌动脉（图 2.17）是颈外动脉的第二个分支，在舌骨大角的水平发出并在二腹肌后腹和下颌角下面或被覆盖。从这里开始，它向前或向上弯曲，发出分支到舌根部。它在舌骨舌肌和舌下神经深面舌骨上方进入舌体。舌动脉在舌尖部的末端，称为舌深动脉，与对侧动脉形成循环回路。舌下动脉在舌骨舌肌前缘发自舌动脉。它向上前方走行分布于舌下腺和邻近的肌肉。

舌静脉伴随舌深动脉始于舌尖附近。它先位于舌腹黏膜下面。然后，它伴行舌动脉深入舌骨舌肌。在舌骨舌肌后缘附近，接受来自舌背、咽壁和腭扁桃体的舌背静脉。舌骨舌肌后缘舌下神经伴行静脉汇入舌静脉。舌静脉通常通过面静脉和甲状腺上静脉共同主干注入颈内静脉（图 2.17）。

副神经

第 XI 对脑神经因为有双根、一个颅根、一个脊髓根，所以被称为副神经。它是纯运动神经。脊髓根（或后根）起自小齿状韧带背侧脊髓。当纤维发出时，它们结合形成一条上升链，通过枕骨大孔进入颅后窝。其纤维侧方旋转与颅根（来自疑核）联合，通过颈静脉孔出颅。

从颈静脉孔穿出后，第XI对脑神经立即分为两支。内支，包含颅根纤维，并入迷走神经，神经纤维通过喉返神经分布于喉部。外支，包含脊髓根纤维，支配胸锁乳突肌和斜方肌。

副神经的外侧支是在颈淋巴结清扫过程中可以发现的分支。从颈静脉孔向外向背侧走行，在寰椎横突浅层二腹肌后腹覆盖区与颈内静脉交叉（图2.20）。在大约2/3的患者中发现神经与颈静脉前方交叉，1/4的患者为颈内静脉后方交叉，甚至在不到5%的情况下神经穿过颈内静脉（图2.21）。当它跨过颈内静脉外侧时，它可能会通过枕动脉前部或后部。

跨过颈内静脉后，副神经斜行向下，向后下至胸锁乳突肌上部。它发出分支到这块肌肉深面，向下和向后穿行，无论深入胸锁乳突肌或者从其穿出，都会横跨颈后三角。神经在Erb点上方，即颈丛浅支沿着胸锁乳突肌后缘旋转处，浅出胸锁乳突肌（图2.22）。在颈后三角神经浅层走行，在锁骨上方2 cm处到达斜方肌前缘。

颈后三角

颈部后三角以胸锁乳突肌、三角肌前缘和锁骨中1/3为界（图2.23）。颈后三角深层底部（自上到下）由头夹肌、肩胛提肌和斜角肌构成，被颈深筋膜的椎前部分（椎前筋膜）覆盖（图2.24）。

头夹肌构成颈后三角上底部。起源于项韧带下半部和上六胸椎棘突，止于乳突外侧和上项线外1/3。它由下颈神经后支支配。

肩胛提肌起于C1～C4横突的后结节，并止于肩胛骨内上缘。它走行于头夹肌下内侧。在两个肌肉之间有一个"台阶"，可以在颈后三角清扫时相互鉴别。肩胛提肌由肩胛背神经（C5）和颈脊神经（C3和C4）支配。

斜角肌形成一个延伸至前两根肋骨和颈椎横突之间的三角块，并构成颈后三角底部的大部分。斜角肌群由三块不同的肌肉所组成：前、中和后斜角肌。前斜角肌起自第4、第5、第6颈椎横突的前结节，止于第1肋体上面的斜角结节。中斜角肌起于下五颈椎的肋横突骨板外侧缘，与前斜角一样，

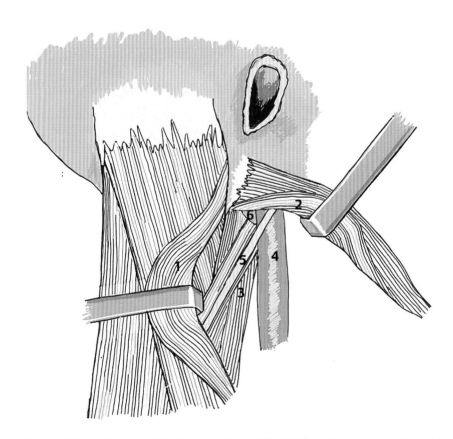

图 2.20　颈静脉孔与胸锁乳突肌之间的副神经外支。1，胸锁乳突肌（向外牵拉）；2，二腹肌后腹（向上牵拉）；3，头夹肌；4，颈内静脉；5，副神经；6，寰椎横突。

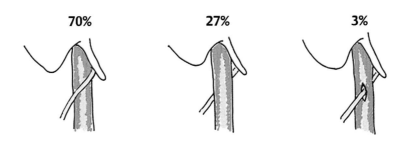

图 2.21　副神经与颈内静脉的解剖学关系。

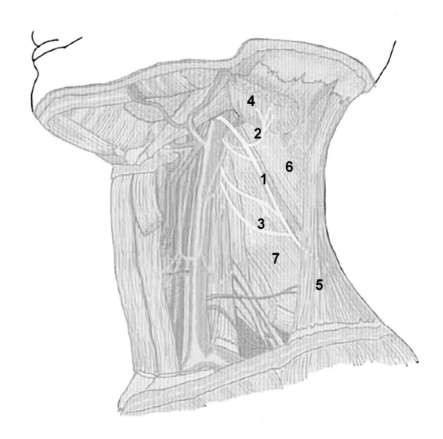

图 2.22　副神经在颈后三角的走行。1，副神经；2，胸锁乳突肌肌支；3，颈丛神经与副神经吻合的深支；4，胸锁乳突肌（切断）；5，斜方肌；6，头夹肌；7，肩胛提肌。

止于锁骨下凹槽后的第 1 肋骨的上面。其下端通常止于第 2 肋。它置于臂丛和锁骨下动脉第三段后，并由第 4 ～ 8 颈神经腹侧支支配。

　　后斜角肌是三块斜角肌中最小、最深的一块短头肌肉。以短肌腱起自第 5 和第 6 颈椎横突后结节，但也可能起自于高达第 4 颈椎或低至第 7 颈椎。以短肌腱止于第 2 肋外侧面，或偶尔止于第 3 肋。

　　副神经、颈内静脉、枕动脉是颈后三角上部最重要的解剖标志。颈丛深支在颈内静脉和胸锁乳突肌深面，颈后三角底部肌肉表面走行。

膈神经

　　膈神经是颈丛的一个重要的深层肌肌支（图 2.25），构成膈肌唯一的运动神经支配。它主要起于 C4 的前支主干，但它有一些来自 C3 和 C5 的纤维。神经行于前斜角肌外侧缘，斜向下越过肌肉前面，深入颈横动脉和锁骨上动脉的深面。膈神经被颈深

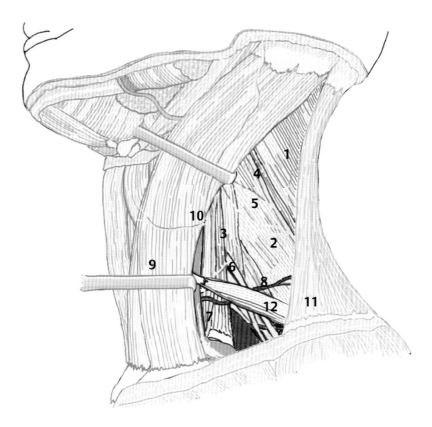

图 2.23　颈后三角的内容物和边界。1，头夹肌；2，肩胛提肌；3，斜角肌；4，副神经；5，颈丛深支；6，臂丛；7，膈神经；8，颈横动脉；9，胸锁乳突肌；10，Erb 点；11，斜方肌；12，肩胛舌骨肌下腹。

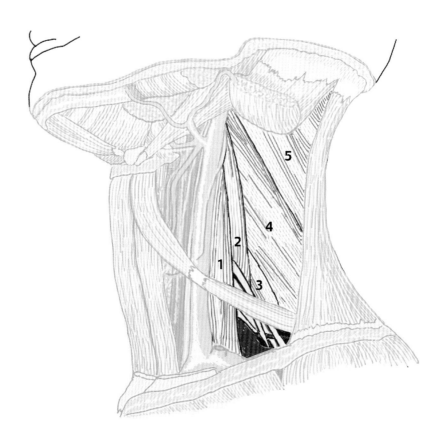

图 2.24　颈深肌。1，前斜角肌；2，中斜角肌；3，后斜角肌；4，肩胛提肌；5，头夹肌。

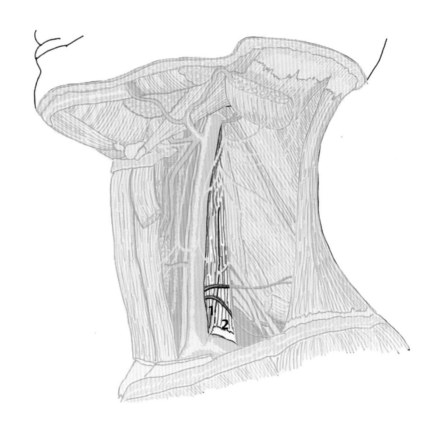

图 2.25　膈神经穿过颈部。1，膈神经；2，前斜角肌。

筋膜深层覆盖。在颈根部，膈神经从前斜角肌的前缘穿过，向前下降至锁骨下动脉第一段，此时胸膜恰在锁骨下动脉下面。

臂丛

臂丛由 C5～T1 的前支主干所形成，并提供上肢神经支配。臂丛在前、中斜角肌之间的后三角中浅出，以斜向下外方向穿过三角形的下部（图 2.23，图 2.26），并由颈深筋膜覆盖。臂丛神经分支由颈外静脉下段交叉，神经达锁骨下肌、颈横静脉、肩胛上静脉、肩胛舌骨肌后腹和颈横动脉交叉。在颈根部，臂丛在锁骨后方与锁骨下肌和肩胛上动脉交叉。

颈襻

颈襻是颈丛的一部分（图 2.27）。它支配带状肌。颈襻是由舌下神经降支联合形成的，也分别被称为颈襻的上根和颈襻的下根。

颈襻的上根是由第 1 和第 2 颈神经的前支联合形成的。此神经在舌下神经鞘内走行一段时间。这就是为什么它没有一种纤维是来源于舌下神经核，

依然还被称为舌下神经降支的原因。它起自于当舌下神经越过颈内动脉后向下走行，并入颈襻时。

颈襻的下根来自第 II 和第 III 脑神经前支襻。上支和下支交错形成颈襻。颈襻在颈内静脉浅层，胸锁乳突肌和颈总动脉之间可被发现。

颈动脉鞘

颈动脉鞘所包绕的结构构成了功能性和选择性颈淋巴结清扫术的重要解剖标志。准确掌握颈内静脉、颈动脉及其分支和迷走神经的解剖是手术成功的关键。与颈动脉鞘密切相关的颈交感干也可能出现在术野中。

颈内静脉

颈内静脉通常是收纳大脑和面颈部浅表的最大的静脉（图 2.28），于颈静脉孔处续于乙状窦。右颈部的颈内静脉通常比较大，是因为从上矢状窦进入乙状窦的血流较大。

起初，颈内静脉位于头直肌前方和颈内动脉后外侧，从这里被交感干颈动脉丛，还有舌下神经、舌咽神经和迷走神经分隔。当它下行时，与动脉和

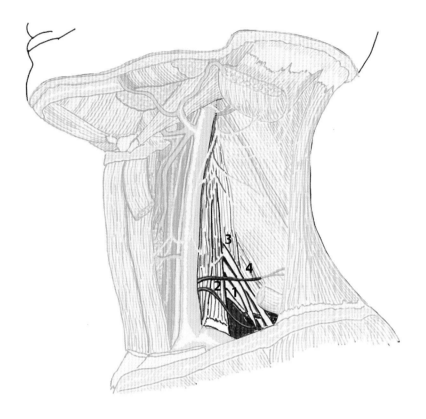

图 2.26 臂丛。1，臂丛；2，前斜角肌；3，中斜角肌；4，后斜角肌。

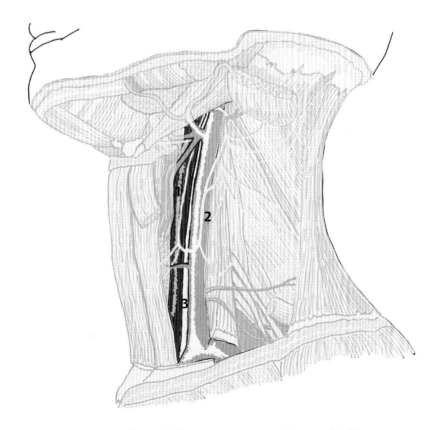

图 2.27 颈襻和迷走神经。1，上根；2，下根；3，迷走神经。

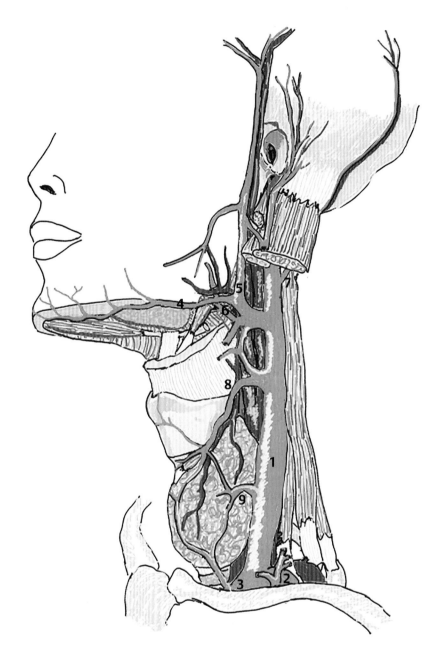

图 2.28　颈内静脉及其分支。1，颈内静脉；2，锁骨下静脉；3，头臂干；4，面静脉；5，下颌后静脉；6，舌静脉；7，胸锁乳突静脉；8，甲状腺上静脉；9，甲状腺中静脉。

迷走神经在同一个鞘内，但又被明显间隔分开，先在颈内动脉，后在颈总动脉的外侧走行。分布于颈部的过程中，静脉逐渐在动脉前面与之重叠。

在上部，颈内静脉接受岩下窦和脑膜静脉的回流。在下颌角水平上，它接受来自咽丛一些静脉以及来自颈外静脉的交通支。在颈动脉分叉水平，面静脉进入颈内静脉。进一步向下，舌—胸锁乳突—甲状腺上静脉汇入颈内静脉主干。有时，这些静脉通过一个共同的静脉干汇入颈内静脉，即与舌下神经交叉的上甲状舌面干。沿甲状腺外侧面，甲状腺中静脉汇入颈内静脉。

颈内静脉的上部被二腹肌覆盖。在颈下部，颈内静脉与肩胛舌骨肌交叉。颈内静脉沿着颈动脉一起向下穿越颈部，在胸锁关节的下缘与锁骨下静脉汇合形成头臂干。

大量的淋巴结在颈动脉鞘筋膜间隙沿着颈内静脉分布（图 2.5）。因此，仔细解剖这些结构是功能性和选择性颈淋巴结清扫术的特征性步骤之一。颈动脉鞘的纵向切口不仅便于切除位于颈部血管轴的淋巴结，同时也便于保留由这筋膜鞘包绕的重要神经血管结构。

颈动脉

右颈总动脉起自于头臂干分叉处，而左颈总动脉起自主动脉弓。颈总动脉在其末端前没有分支，在整个过程中保持相同的直径（图 2.29）。颈总动脉近颅端有一个血管壁更富弹性和被舌咽神经特殊的颈动脉窦分支所支配的扩张节段，称为颈动脉窦。颈动脉窦协同调节血压。颈总动脉在胸锁关节水平，位于颈内静脉的后内侧，当它上升时，更多位于前内侧。迷走神经位于颈内静脉与颈总动脉之间。颈总动脉在颈鞘内升行到甲状软骨上缘水平时分为内、外两个分支。在分叉后，颈内动脉和颈外动脉在颈部以 V 形伴行分布，并分别向前后方向走行。

颈内动脉续于颈总动脉。它在颈部没有分支，并沿着上颈内静脉后内侧升向颅底（图 2.29）。在其起始端，它走行于颈外动脉侧后方，位于头长肌表面。当它上升时，走行于颈外动脉后内侧。颈内动脉通过颞骨岩部颈动脉管进入颅中窝。

颈外动脉起自于第 4 颈椎水平的颈动脉窦。它

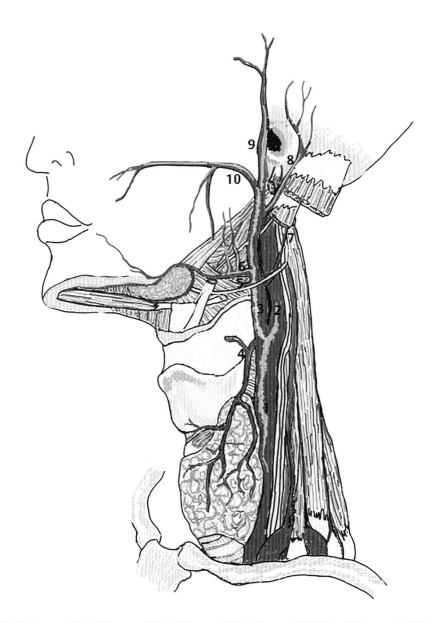

图 2.29　颈动脉及其分支。1，颈总动脉；2，颈内动脉；3，颈外动脉；4，甲状腺上动脉；5，舌动脉；6，面动脉；7，枕动脉；8，耳后动脉；9，颞浅动脉；10，上颌动脉。

从甲状软骨上缘至耳屏前缘垂直走行于颈内动脉前内侧。它在二腹肌后腹和茎突肌后腹深面被舌下神经跨越。它由茎突咽肌和茎突舌肌、茎突、舌咽神经和迷走神经咽支与颈内动脉分隔开。在颈动脉三角处，喉上神经位于颈外动脉内侧。颈外动脉在其最后一段上升到下颌角、腮腺深面，向外侧分布，变得更表浅。随后它穿入腮腺，并伴随着颌后静脉通过腺体向下颌骨髁突颈部分为成颞浅动脉和上颌动脉而终止（图2.29）。颈外动脉的大部分分支起自于颈动脉三角。它在颈部的分支有甲状腺上动脉、咽升动脉、舌动脉、枕动脉、面动脉和耳后动脉。

甲状腺上动脉起自于颈外动脉的前缘，位于舌骨大角下方。动脉向前拱起，然后斜向甲状腺上极下降，深入带状肌。甲状腺上动脉的主要分支有：舌下动脉、胸锁乳突动脉、喉上动脉、环甲动脉和腺动脉。舌下动脉在舌骨下方走行于甲状腺膜上。胸锁乳突动脉向后走行并进入肌肉深层。喉上动脉起自于甲状腺上动脉的弓部。它连同喉上静脉和喉上神经的内支向前越过甲状舌骨肌后缘。神经血管束穿透甲状腺膜，供给喉肌、咽下缩肌和喉内黏膜。环甲动脉向内侧走行，供给环甲肌和环甲膜。它穿过中线，与另一侧分支形成喉外侧吻合弓。腺动脉是甲状腺上动脉的直接延续，构成甲状腺上动脉的最后和最大末梢支。它们在甲状腺上极分为前支和后支。

咽升动脉通常是颈外动脉的第二支。它是一支长而小的血管，起自于颈外动脉后壁，在颈内动脉深面咽部表面走行，向咽部、椎前肌肉、中耳和脑膜发出分支。

舌动脉起自于颈外动脉前壁，位于舌骨大角的水平，位于甲状腺上动脉和面部动脉之间。在它的第一部分，位于咽中缩肌，仅被颈深筋膜浅层和颈阔肌覆盖。然后向上拱起，深入舌下神经、茎突舌骨肌和二腹肌后腹，深入分布到舌骨舌肌。

面部动脉起自颈外动脉的前缘，恰在舌动脉的上方，有时共同起自于分支主干。在颈部，面动脉位于茎突舌骨肌和二腹肌后腹深面，中上缩肌上面。它在颌下腺深面接近下颌角处进入下颌下三角，深入颌下腺的后部，向后拱起穿过茎突舌骨肌和二腹肌后腹。然后，它下降到下颌骨下缘，位于下颌下腺内侧凹沟中和翼内肌外侧。绕过下颌

骨下缘，动脉将颌骨分隔，穿入颈浅筋膜，进入咬肌前缘。

枕动脉起自于颈外动脉的后面，靠近面部动脉的水平。向后沿二腹肌后腹下缘越过颈内静脉前面，止于头皮后部。

耳后动脉通常位于二腹肌后腹和茎突舌骨肌的上缘，起自于颈外动脉后壁第三个分支。它可能与枕动脉共干或起自于一个独立分支。它向外经过茎突舌骨肌并转向后，进入外耳道后缘与乳突之间的间隙，分成两个末端分支。

迷走神经

第X对脑神经起名于拉丁语中的迷走神经，意思是"游荡"。该神经在所有脑神经中分布最广泛。迷走神经通过颈静脉孔与颈内静脉、第IX对脑神经、第XI对脑神经出颅。它在颈上神经节前外侧进入颈部，位于颈内动脉和颈内静脉之间的颈鞘内后方（图2.27）。

在右颈部下段，迷走神经位于头臂干和胸锁关节后方，经过锁骨下动脉起始端进入纵隔。右侧喉返神经从迷走神经主干发出后，由前向后绕过锁骨下动脉。

在左颈部，迷走神经位于胸导管前方，下降到颈总动脉和锁骨下动脉之间。在上纵隔上部，膈神经越过迷走神经。在同一区域下部，穿过锁骨下动脉和主动脉弓的根部。在主动脉弓下，它背向左主支气管并发出分支。左喉返神经由前向后环绕主动脉弓。

颈交感干

颈交感干位于颈前肌群和头长肌前方，大血管的后方，脊椎前外侧，从颅底走向锁骨下动脉（图2.30）。它不接受颈部的白交通支，但包含3个颈交感神经节（上、内和下）。这些神经节通过白交通支从上胸脊神经接收从胸脊神经前根发出的节前纤维。从交感神经干中发出的纤维作为颈脊神经中的节后纤维分布至颈部结构，或作为直接内脏分支发出。

颈上神经节是3个颈交感神经节中最大的一个。位于寰椎和枢椎水平，颈内静脉与颈内动脉之间。颈动脉鞘位于神经节前，颈长肌位于神经节后。节后纤维与颈内动脉一并走行，进入颅腔。它还向颈外动脉和4条脑神经发出分支。

颈中节位于环状软骨和第 6 颈椎（C6）横突水平，甲状腺下动脉弯曲处前方。这个神经节可能是两个，也有可能完全缺如。它的节后纤维支配到甲状腺和心脏。

颈下神经节位于第 1 肋骨水平，椎动脉后方或锁骨下动脉的第一段。常与第一胸神经节融合成星状神经节或颈胸神经节。这个神经节的纤维进入椎动脉丛并到达心脏。

交感神经干及其神经节位于颈动脉鞘的后方，被颈深筋膜的椎体前层所包裹。颈部交感神经干损伤可引起 Horner 综合征（瞳孔缩小、上睑下垂、眼球突出和同侧眼干燥）。

颈部脏器间隙

颈部脏器间隙内容物被深颈筋膜中层包裹。该筋膜包绕咽和颈段食管、喉和颈气管、甲状腺和甲状旁腺、喉返神经和甲状腺下动脉，以及脂肪组织、淋巴结和胸腺上极。

在过去的几十年里，颈部中央间隔一词被保留下来，以定义在中央区颈部淋巴结清扫过程中明确移除的脂肪组织和淋巴结。又称颈部水平Ⅵ（区），包括气管前和气管旁间隙。中央间隔的边界包括（图 2.31）：舌骨为上缘、颈总动脉为外侧、椎前筋膜为后界、带状肌和颈深筋膜浅层为前界；因为中央间隔与上前纵隔相延续，但因为手术目的，一般

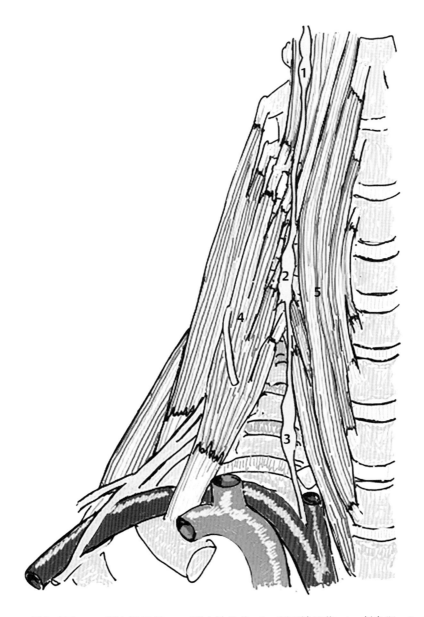

图 2.30　颈交感干。1，颈上神经节；2，颈中神经节；3，颈下神经节；4，斜角肌；5，椎旁肌。

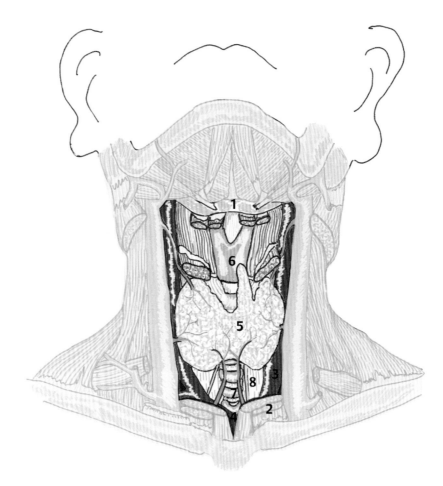

图 2.31　中央间隔（颈部前间隙）及其界限。1，舌骨；2，带状肌；3，颈动脉；4，头臂动脉；5，甲状腺；6，喉；7，气管；8，喉返神经。

在右侧无名动脉水平和左侧类似水平上确定了下界。中央间隔的淋巴结具体包括（图 2.5）：

　　• 环状软骨前淋巴结：又称 Delphian 节点，根据 Delphi 的推算作为参考，它的增大与喉癌的预后不良有关。一般是位于环甲膜前的单个或两个淋巴结。

　　• 甲状腺前淋巴结：位于甲状腺囊内的不恒定的一组小淋巴结。

　　• 气管前淋巴结：位于中线，甲状腺峡部下方。

　　• 气管旁淋巴结：位于颈部气管两侧，沿着喉返神经排列。

　　甲状腺是蝶形腺体（图 2.32）。它有两叶位于颈部气管和喉的两侧，和在不同水平上跨过气管前壁的一个峡部，通常位于第 2、第 3 和（或）第 4 气管软骨。甲状旁腺是位于甲状腺侧叶后面的 4 个棕色小腺体。对甲状腺和甲状旁腺解剖的相关知识超过了本书的范围（不做详细描述了）。

　　甲状腺下动脉（图 2.32）是锁骨下动脉甲状颈干的分支。动脉从其起始端呈 S 形状走行，并垂直上升到第 6 颈椎的水平。随后向内侧转入，跨过颈总动脉后侧进入气管旁间隙。紧跟着向下内侧延长，再次向上到达甲状腺叶的后部。甲状腺下动脉分布于甲状腺，以及上、下甲状旁腺。

　　喉返神经（图 2.32）是迷走神经的分支，支配大部分喉内肌（除喉上神经外支支配的环甲肌外）。右侧喉返神经在锁骨下动脉水平从迷走神经发出，并被动脉包绕，从外到内斜向上升，越过气管旁间隙进入喉部。左喉返神经在纵隔内主动脉弓水平从迷走神经发出；环绕并上升到一个比右侧喉返神经更垂直的方向，在颈部食管的外侧面或气管食管沟进入喉部。在通过气管旁间隙过程中，左、右后返神经与甲状腺的后内侧有关，并越过甲状腺下动脉；神经可能在动脉浅层（右侧更常见），也可能在动脉深面（左侧更常见），或在其终末分支之间通过。

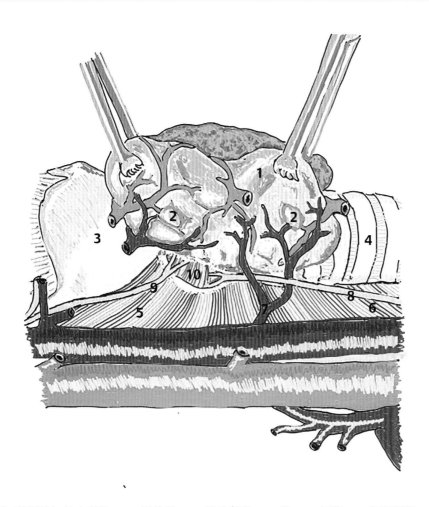

图 2.32 中央间隔（前间隙）的内容物。1，甲状腺；2，甲状旁腺；3，喉；4，气管；5，咽下缩肌；6，食管；7，甲状腺下动脉；8，喉返神经；9，喉上神经外支；10，环甲肌。

（买买提吐逊·吐尔地　王峥）

3

功能性和选择性颈淋巴结清扫术的理念

The Conceptual Approach to Functional and Selective Neck Dissection

3.1 引言

总结前两章的要点，我们可以从两个不同的角度来看待"不太根治"颈淋巴结清扫的问题。一种是"美国式"改进，其基础是保留可能未被肿瘤侵犯的重要颈部结构（例如颈内静脉、副神经和胸锁乳突肌）；另一种是拉丁式改进，其改进基于 Osvaldo Suárez 所提出的筋膜概念。两种方法殊途同归。

3.2 保留重要结构："美国式"方法

这种方法诞生了所谓的改良根治性颈淋巴结清扫。经过几年的争论，大家普遍认可了这些"不太根治"的术式的肿瘤安全性。更进一步则导致了"择区"颈淋巴结清扫术的出现，这种手术方式会根据原发灶的位置保留一些淋巴引流区域。这种新的颈淋巴结清扫方法使得我们需要对根治手术的所有改良类型进行全面分类。由于改良方式潜在种类相当多，因此其分类会相当复杂，难以在临床工作中推广应用。

3.2.1 择区性颈淋巴结清扫术：类型和适应证

Martin 认为择区清扫缺乏统计基础而反对这种手术方式。然而，随后的临床证据支持了这种手术方式。Rouviere 的解剖学研究表明：正常情况下头颈黏膜部位的淋巴引流是相对可预测的。后来的临床研究则表明口腔癌主要转移到颈内静脉二腹肌区域淋巴结和颈内静脉中组周围淋巴

（Ⅱ、Ⅲ区）。舌前部、口底和颊黏膜的肿瘤病灶则首先转移到颌下三角区淋巴结。一些转移可能会跳过颌下淋巴结和颈内静脉上组淋巴结，直接进入颈部两侧的颈内静脉中组淋巴结。Lindberg 和紧随其后 Skolnik 的研究发现：当口腔和口咽肿瘤没有转移至颈内静脉上组淋巴结和颌下区淋巴结时，其颈内静脉下组淋巴结和颈后三角淋巴结转移的风险就非常小。1990 年，Shah 发表了对口腔癌、喉癌和咽癌患者根治性颈淋巴结清扫术标本的回顾性研究，发现口腔癌最常转移到Ⅰ、Ⅱ和Ⅲ区淋巴结，而口咽癌最常转移到Ⅱ、Ⅲ和Ⅳ区淋巴结。当在其他区域发现转移淋巴结时，转移风险最高的淋巴结区域通常已经发生了转移。Bocca 和其他研究者观察到声门上癌很少转移到颏下和颌下淋巴结。鼻咽和一些口咽肿瘤则可以转移到颈后三角区淋巴结。最后，声门下癌和甲状腺恶性肿瘤往往转移到中央区淋巴结。

基于这些发现，人们提出了多种择区颈淋巴结清扫术。多年以来，它的分类一直各不相同，没有形成普遍认可的、统一的分类名称。为了使之标准化，Ferlito 等在 2011 年提出了一种分类方法，采用符号"ND"代表颈淋巴结清扫，后面跟着被切除的淋巴结区域和非淋巴性结构。然而，直至今天，传统的经典术语如肩胛舌骨肌上清扫、侧方清扫、后外侧清扫仍在广泛使用。

口腔癌的择区性颈淋巴结清扫术

颏下区、颌下区、颈内静脉上组、颈内静脉中组淋巴结是口腔癌转移的常见部位。肩胛舌骨肌上清扫这个术语包括Ⅰ、Ⅱ和Ⅲ区的淋巴结清扫（术

语"肩胛舌骨肌上清扫"包括Ⅰ、Ⅱ和Ⅲ区的淋巴结清扫)。对于浸润性口舌癌，建议清扫范围同时包括Ⅳ区淋巴结。在缺乏颈部淋巴结转移的临床证据时，不应当包括Ⅴ区淋巴结。建议对中线部位肿瘤（口底、舌腹面）进行双侧颈淋巴结清扫。对于一侧淋巴结转移达到 N_2 的患者，双侧颈淋巴结清扫或对侧颈部放疗至关重要。

这些建议意味着，对于有转移临床证据的口腔癌患者应当接受标准的功能性颈淋巴结清扫术，而不应该接受择区颈淋巴结清扫术。多年以来，经验丰富的外科医生一直根据术中探查情况做出术中决定，这种治疗肿瘤的方法将系统化和结构化地根据术中探查情况做出术中决定。

口咽癌、下咽癌和喉癌的择区性淋巴结清扫术

建议对口咽癌、下咽癌和喉癌行颈侧区淋巴结清扫。清扫范围包括Ⅱ、Ⅲ和Ⅴ区淋巴结，而不包括Ⅰ区和Ⅴ区淋巴结。对于喉癌和下咽癌，有时可以不清扫ⅡB区淋巴结。所有声门上癌和下咽癌都应进行双侧颈巴结清扫，或者有证据表明一侧颈部有转移时再行双侧颈淋巴结清扫。声门下癌或低位下咽癌时，淋巴结清扫范围应当包含Ⅵ区淋巴结。

后外侧颈淋巴结清扫术

该术式需要切除Ⅱ区、Ⅲ区、Ⅳ区、Ⅴ区、枕下和耳后区淋巴结，适用于脑后皮肤恶性肿瘤、后颈部恶性肿瘤和发生了颈后淋巴结转移的腮腺癌。与上呼吸消化道系统癌症转移时淋巴结清扫的手术方式不同，该术式需要将后颈部的淋巴结、淋巴管和纤维脂肪组织一并去除，同时还需要切除皮下脂肪甚至是原发灶和淋巴引流区域之间没有明显筋膜间隙的筋膜组织。

颈部中央区淋巴结清扫术

中央区一词已被广泛接受，并取代了其他术语如颈前区。该术式仅清扫Ⅵ区淋巴结，其中包括气管旁、甲状腺周围和喉前淋巴结（Delphian）。该清扫术式适用于甲状腺癌、颈段气管癌、声门下喉癌（声门下或跨声门）、颈段食管癌和下咽癌。颈段食管癌和较大的下咽癌通常需要进行双侧中央区清扫。中央区清扫可以和颈侧区清扫同时进行，有时候中央区清扫范围需延伸至上纵隔。这种择区清扫的术式明确了一个经常被忽略的潜在转移淋巴区域的处理办法。但是，目前还需要统计数据来对何

时、多少、是否双侧、何时扩大范围等问题做出合理的决定。中央区淋巴结清扫术的清扫范围有明确的定义，因而看起来比较合理。

3.3 沿筋膜间隙的淋巴结清扫术：拉丁式方法

这种淋巴结清扫的方法是基于颈部的解剖分区。筋膜系统构成了不同的空间。颈部淋巴系统被筋膜包裹，使得其可以被切取的同时不损伤其他颈部结构，如颈内静脉、胸骨乳突肌和脊髓副神经。对于头颈部肿瘤患者，这种手术方式能够保留更多的功能，因此最初被称为"功能性颈淋巴结清扫"。然而，正如本文先前所强调的，关于功能性颈淋巴结清扫术最重要但鲜为人知的事实是，它代表了一个外科理念，对手术范围没有任何影响。Osvaldo Suárez 从未像一些人那样将功能性颈淋巴结清扫术作为颈淋巴结清扫术的综合分类之一。对于喉癌患者，他并不清扫颌下与颏下淋巴结（Ⅰ区），实际上，这种手术方式就是目前广为接受的择区性颈淋巴结清扫术。

在这一点上有一个困惑，如果功能性颈淋巴结清扫术最初被设计成一种新的外科理念而并不涉及手术范围，为什么我们把它作为根治性颈淋巴结清扫术的另一种改良方式呢？要想理解产生这种误解的原因，必须让我们回到"美国式"和"拉丁式"两种模式诞生的年代。

欧洲外科医生报道了大量的关于功能性颈淋巴结清扫术取得良好效果的英文文献，这引起了美国外科医生对这一手术的关注。然而，思想的融合是交织而非混合，结果导致了对根治性颈淋巴结清扫术的另一种改良。这种手术方式被接受为一种符合肿瘤安全性的手术，但其精髓并没有被理解。功能性颈淋巴结清扫的"战斗"虽然获胜，但却输掉了颈淋巴结清扫分类的"战役"和颈清扫手术方式的"战役"。简言之，在传播过程中，功能性颈淋巴结清扫术已经失去了其真正的含义。

3.4 功能性的理念

我们意识到，在许多读者的眼中，本文里提到的两种方法——"美国式"和"拉丁式"——可

能非常类似，但其实它们之间存在着巨大的理念差异。前者是改进手术技术，以保留颈部重要结构，而后者是采用完全不同的方式来处理局限于淋巴系统的颈部疾病。

当对比"功能性"和"改良根治"时，似乎只是停留在字面上的、无足轻重的差别。可以说，虽然理念不同，最终结果是相同的：切除了颈部的淋巴系统，保留了其他颈部结构。但是，当择区颈淋巴结清扫登上了"外科舞台"时，情况就变得不一样了。

无论功能性或根治性的择区淋巴结清扫，都是对标准术式的简单修改。当然，后面我们会看到择区颈淋巴结清扫术与功能性颈清扫的关系比与根治性颈清扫的关系更密切。它们只是技术上的变化，目的在于调整手术方式以适应不同患者的个体化的病情。由于标准术式基础上的调整方法有很多，择区淋巴结清扫术的种类也就非常多。相反，这里所描述的功能性颈淋巴结清扫是理念性的，允许在颈部清扫时采取不同的具体方法。

对于功能性颈淋巴结清扫误解的主要原因是文献中将理念和技术混为一谈。而造成这种混淆的重要因素是语言问题。

Osvaldo Suárez 医生从未用英语发表过他的观点，因此"功能性"这个理念是通过第三方传递给美国外科医生的。此外，他发表的寥寥数篇西班牙文论文也没有强调他的方法的重要性，就像在"重要贡献"上常常发生的情形那样，作者是最不了解其创新影响大小的人。这种间接传递信息的结果是隐含信息的部分失真，这个隐含信息的真正意义是：功能性是一种理念，而不是一种改良。

功能性理念意味着沿着筋膜平面清扫，而不关注这些淋巴结区域是术中切除或需要保留。功能性意味着沿着筋膜室来切除颈部的淋巴组织。

这种观点的最终结论是：功能性颈清扫不是非根治性颈清扫的一种类型，而是一种理念。在这种基本理念之下，外科医生做口腔肿瘤时决定肩胛舌骨肌上方还是下方清扫，下咽癌时是否进行颈后三角（Ⅴ区下部）的清扫，喉癌患者应该保留还是切除颏下淋巴结等问题只是次要问题。

现在让我们探讨功能性的基本理念和与选择性颈淋巴结清扫之间的关系。

3.5 功能性和选择性颈淋巴结清扫：如此接近，但如此遥远

就现有的资料看，功能性这个理念和择区清扫的实际关系，可能比一些颈淋巴结清扫术分类中两者的关系更加接近。两者均适用于 N_0 患者，均保留未被肿瘤侵犯的正常颈部结构，均可能是双侧同期颈淋巴结清扫。事实上，功能性颈清扫和择区性颈清扫是如此相似的，以至于它们可能被认为是同一个事物的不同名称。最重要的是要认识到：功能性这个理念是所有的择区性颈淋巴结清扫术实现肿瘤安全性的途径。

如果功能性颈清扫是一个理念，择区手术就是这一理念的具体化。因此，功能性的理念在其定义中包括了所有类型的择区颈淋巴结清扫，因为它们采用相同的功能保护的基本原理和方法。各种择区手术都衍生于一种共同的、标准的功能性颈淋巴结清扫，它们之间的差别仅仅是技术层面的。

用功能性的理念来应对非根治性颈淋巴结清扫术，其优势在于：它为择区清扫的肿瘤安全性提供了理论依据。另一方面，它降低了择区清扫的相对重要性：择区清扫并非不同的手术方式，而是基于基本操作的技术改良。

3.6 择区性颈淋巴结清扫肿瘤安全性的原因

颈部筋膜分隔使得手术可以在筋膜间隙和间隔系统中切除淋巴结和淋巴管，为择区颈清扫提供了肿瘤安全性。只要肿瘤细胞还局限在淋巴结被膜内，就可以实现在保留颈部结构的同时切除淋巴系统。

决定切除颈部的整个淋巴系统还是仅仅切除其中的一部分，取决于几个因素，包括原发灶位置、N 分期以及外科医生的经验和偏好。

头颈部肿瘤的颈淋巴结转移的分布一直是一个研究和争论多年的问题。目前对于大多数头颈部肿瘤的最常见淋巴转移区域，我们已经有了相当一致的认识。这种情况允许外科医生根据原发肿瘤的位置保留一些淋巴群组，而不会冒着太大的治疗不足风险。在病理性 N_0（pN_0）患者中尤其如此，因为其淋巴引流模式尚未受到肿瘤转移的影响。但是，

在颈部 pN⁺ 患者中情况则有所不同。颈部淋巴系统转移的患者必须考虑 2 个问题：

（1）淋巴系统内的肿瘤细胞所引起的变化，可能已经改变了淋巴结转移模式的可预测性。可能会有转移淋巴结出现在"正常"转移路径之外的情况，虽然其他情况下择区性淋巴结清扫是安全的，但是当转移淋巴结出现在"正常"转移路径之外时，若采用择区颈淋巴结清扫术，则会遗漏这些转移淋巴结。

（2）常见淋巴转移区域存在转移时将显著增加在其他非常见转移区域的淋巴结转移的风险。在术前颈部可触及小淋巴结的 cN⁺ 时，强烈不建议进行择区淋巴结清扫。对这些患者必须采用功能性的方法进行全颈部淋巴结清扫。在 cN₀ 的患者中采用择区颈淋巴结清扫则情况不同，其中隐匿性转移是在手术后诊断的。在这种情况下，择区颈淋巴结清扫可能被认为是一种分期而非治疗，可能需要术后放疗。

这是反对使用超选择性手术最有力的论据之一，因为外科医生在术前无法知道哪些患者术后病理会确诊有淋巴结转移。从患者的角度来看，只有在改善肿瘤预后和降低并发症的前提下，选择更小的手术才有意义。关于第一条肿瘤安全性，只在少数择区清扫术中得到证明。关于第二条降低并发症，在那些常被推荐进行择区清扫的患者中如果进行功能性全颈淋巴结清扫术时，这一点至少是值得怀疑的。它并不是要保留淋巴引流区，而是要保留非淋巴性结构，因为切除非淋巴性结构与手术并发症与后遗症密切相关。

在不同的原发性头颈部肿瘤中选择不同的择区清扫方式时，外科医生的个人经验扮演重要角色。这种个人经验只有经过多年标准的颈淋巴结清扫实践以及对基本理念有着充分理解才能获得。

总之，虽然一部分择区性颈清扫的肿瘤安全性已经被证明，但另一部分择区颈淋巴结清扫术的可行性仍然缺乏可靠的科学论证，需要通过精心设计的临床试验来证明。在确认这些术式的肿瘤学安全性之前，我们的对策是传授基本理念，而不是技术改良，同时希望时间和经验将使训练有素的外科医生能够适当改进他们的手术而使他们的患者获益最大。

3.7 择区清扫在功能性颈淋巴结清扫中的"角色"

方法

在功能性颈淋巴结清扫中，择区颈淋巴结清扫只是对切除所有淋巴引流区域的全颈淋巴结清扫术的技术改造。我们不怀疑这些手术的有效性。事实上，我们大量的非根治性手术都是择区清扫术。然而，我们认为没有必要建立一个囊括了所有可能的改进与技术变化的全面分类。9 个淋巴区域和亚区域，10 多个原发部位，再加上两个术前 N 分期，这种排列组合的可能性数目巨大。从教学的角度出发，这样的分类是不实用的。

一些作者支持创建全面的分类，并以此为工具来获得各种类型的择区性颈淋巴结清扫术的适用范围信息。然而，这种观点的合理性值得商榷。标准化分类的一个重要难点是用于描述淋巴区域的界限无法准确定义。尽管有理论上的分界标记，但这些用于分割淋巴区域的解剖标志在手术过程中很难识别。用于分界淋巴区域的这些人为划分的标志线难以识别，解剖标志则在手术过程中会产生很大的位移。来自不同医疗机构甚至是同一医疗机构的不同外科医生所报道的择区淋巴结清扫几乎都不一样。不同医生所完成的择区颈淋巴结清扫（Ⅱ～Ⅳ）在清扫范围、切除淋巴结的数量和真正的解剖边界上都可能不同。从实践的角度看，这种情况几乎存在于所有的择区清扫手术当中，使其无法得到统一的标准分类。

3.8 颈部淋巴结清扫分类：化简为繁

对客观事物进行分类反映了我们人类希望理解周围环境的复杂性并使其易于被管理的愿望。不幸的是，分类往往比现实更复杂。颈部淋巴结清扫就是这样。

对于颈部淋巴结清扫，有两种方法来实现：功能性和根治性。你可以用你喜欢的名字来代替它们，但概念不变。

"功能性"意味着你用手术刀在筋膜层面游走，将其从周围的结构中游离出来，在颈部的筋膜间隙内清除含有颈部淋巴系统的纤维脂肪组织。这种方法适用于肿瘤局限于淋巴结被膜内的情况。手术直接指向包含肿瘤的淋巴系统。

"根治性"意味着你会以一种"跨界"的方式进行手术，不用管什么平面层次。设定上、下、内、外侧的切除范围，将颈部除颈动脉外的所有内容物全部切除。这种"暴力"的手术方式适用于肿瘤从淋巴组织已经扩散到邻近组织（肌肉、静脉、神经、腺体）的情况。手术指向的是被肿瘤侵犯的颈部。

这两种方法与清扫的范围无关。手术的限制将取决于许多因素。采用根治性的办法，更容易掌握手术的边界。这些患者通常有巨大的颈部肿块，有必要进行更激进的清扫手术。

采用"功能性"方法时也会碰到一些问题。清扫的范围取决于许多因素，有些是肿瘤相关的（原发灶部位、肿瘤分期），还有一些其他因素（并发症、花费、报销等问题）。这种多样性使得颈部淋巴结清扫分类如此复杂。其中一些例子如表3.1所示。在我们看来，越新的分类方法越不实用。

出于教学目的，我们喜欢使用一种更务实的方法，它只包括两种不同类型的颈淋巴结清扫术，代表了两个主要理念：功能性和根治性。年轻的外科医生掌握了这两种方法的基本知识之后，他们将根据其个人经验，决定是否拓展他们的临床实践，并对标准手术进行技术改进。我们的分类表中还包含了一些特殊情况下的改良术式。我们接受关于这种颈清扫分类方法太过简单的批评。那些支持更详细分类的人认为我们的分类方法不足以在不同的外科医生和医疗机构之间进行比较。然而，我们认为，详尽的分类方法更加难以用来比较，因为每一项手术都有多个主观变量参与，特别是当手术边界不清楚和难以识别的时候。与简单的系统相比，穷举系

表 3.1　常用的颈淋巴结清扫术分类

AAO–HNS（2002）	• 根治性颈淋巴结清扫术 • 改良根治性颈淋巴结清扫术 • 择区性颈淋巴结清扫术 　每个术式均采用 SND 和清扫的淋巴结区域，如 SND（Ⅰ、Ⅱ、Ⅲ和Ⅳ） • 扩大颈淋巴结清扫术	
AHNS–AAOHNS（2008）	• 合并了亚区 • 承认术语全颈淋巴结清扫术（total ND） • 包含影像学标志 • 重新定义 Ⅰb 和 Ⅱa（SMG）之间的边界 • 定义了Ⅶ区淋巴结 • 强调病理分析	
Ferlito 等（2011，*Head and Neck*）	建议命名	AHNS–AAO HNS 对等命名
	ND（Ⅰ～Ⅴ，SCM，IJV，CN Ⅺ）	根治性颈淋巴结清扫术
	ND（Ⅰ～Ⅴ，SCM，IJV，CN Ⅺ，和 CN Ⅻ）	切除舌下神经的扩大颈淋巴结清扫术
	ND（Ⅰ～Ⅴ，SCM，IJV）	保留副神经的改良根治性颈淋巴结清扫术
	ND（Ⅱ～Ⅳ）	择区性颈淋巴结清扫术（Ⅱ～Ⅳ）
	ND（Ⅱ～Ⅳ，Ⅵ）	择区性颈淋巴结清扫术（Ⅱ～Ⅳ，Ⅵ）
	ND（Ⅱ～Ⅳ，SCM）	NA
	ND（Ⅰ～Ⅲ）	择区性颈淋巴结清扫术（Ⅰ～Ⅲ）
	ND（Ⅰ～Ⅲ，SCM，IJV，CN Ⅺ）	NA
	ND（Ⅱ，Ⅲ）	择区性颈淋巴结清扫术（Ⅱ，Ⅲ）
	ND（ⅡA，Ⅲ）	择区性颈淋巴结清扫术（ⅡA，Ⅲ）
	ND（Ⅵ）	择区性颈淋巴结清扫术（Ⅵ）
	ND（Ⅵ，Ⅶ）	择区性颈淋巴结清扫术（Ⅵ，Ⅶ）

注：ND，颈淋巴结清扫术；SND，择区性颈淋巴结清扫术；SCM，胸锁乳突肌；SMG，颌下腺；IJV，颈内静脉；CN，脑脑神经；NA，无。

统在日常工作中更加难以掌握和使用。

表 3.2　教学用颈淋巴结清扫术的概念分类

功能性颈淋巴结清扫术	根据颈部筋膜间隔，沿着筋膜平面解离，来进行颈淋巴结清扫 解剖范围取决于原发肿瘤位置和外科医生的经验 手术结束时应记录手术细节
根治性颈淋巴结清扫术	根据 Crile 在 1906 年所阐述的及后来 Martin 所推广的方法进行清扫 解剖边界取决于原发肿瘤位置及外科医生的经验 手术结束时应记录手术细节
改良颈淋巴结清扫术	
改良功能性颈淋巴结清扫术	沿着筋膜实施颈淋巴结清扫术，包括切除一个或多个非淋巴结结构（颈内静脉、胸锁乳突肌、副神经）[a] 注意：常规的功能性颈淋巴结清扫术保留了这些非淋巴结结构
改良根治性颈淋巴结清扫术	根据 Crile 所描述的外科原则实施颈淋巴结清扫术，保留一个或多个非淋巴结结构（颈内静脉、胸锁乳突肌、副神经）[a] 注意：根治性颈淋巴结清扫术切除了这些非淋巴结结构

注：[a] 手术报告必须详细说明切除的结构。

另一方面，出于临床目的，我们经常使用择区性颈淋巴结清扫术，但只应用那些多年来在我们自己的实践中证明是安全的手术方式（例如，在喉癌中保留 I 区淋巴结）。然而，我们认为它们只是对标准手术的简单改动，没有特别注意对其命名。每一次手术都是根据原发肿瘤、患者自身情况和治疗团队有关的各种因素进行个体化选择。这一选择是基于患者个体设计的不同手术方式。

必须强调的是，我们将严格控制淋巴区域保留程度。原因有二：①当治疗过程很容易实现时，希望避免"分期"手术；②对患者而言，更广泛的手术范围所需的手术时间及相关并发症的实际意义不大。通过这种方法，我们试图提高我们的手术疗效，减少 N 早期患者术后放疗可能性，同时降低治疗成本和并发症。

3.9 功能性颈淋巴结清扫术的适应证和局限性

为了安全起见，只有当肿瘤转移全部局限于淋巴组织内时，才能实施功能性颈淋巴结清扫术。因此，这种方法是隐匿性转移高风险的 N_0 患者的理想选择。功能性颈淋巴结清扫的另一个优点是它可以同期在颈部两侧进行，而不增加并发症发生率。在所有具有颈淋巴结转移高风险的头颈部中线器官（口底、舌底、声门上喉）肿瘤中，功能性颈淋巴结清扫术是 N_0 患者的最佳选择。

在有小的可触及淋巴结的患者中，只要严格遵循一些原则，功能性颈淋巴结清扫仍然是一个有效的选择。淋巴结最大直径不应超过 2.5 ～ 3.0 cm。这是有一定道理的，因为该手术的前提是癌转移局限于淋巴结被膜内。虽然在任何大小的淋巴结中都有可能发生被膜外侵犯，但众所周知，淋巴结包膜外侵犯的风险是随着淋巴结大小的增加而增加的。明显的淋巴结包膜外侵犯会导致淋巴结与其周围结构固定粘连，因此术前和术中必须仔细评估淋巴结的活动性，这甚至比以厘米为单位的绝对尺寸评估更重要，小淋巴结也可能会固定粘连而无法施行功能性颈清扫。对于淋巴结固定的患者，在任何情况下都不要尝试实施功能性颈淋巴结清扫术。术中如果对功能性清扫可行性有任何疑问，则必须将可疑结构（包括静脉、肌肉、腺体或神经）连同手术标本一并切除。手术刀片并不能追踪癌细胞，在肿瘤患者身上炫耀手术技巧的行为是不可接受的，应该把癌细胞保留在手术标本中一并切除。

可触及的淋巴结数目、原发灶的位置都不是功能性颈淋巴结清扫术的禁忌证，只要所有的淋巴结都符合前面提到的标准。只要严格选择适应证，功能性颈淋巴结清扫术对声门上肿瘤和梨状窦癌也同样是安全的。下咽癌比喉癌的预后更差，即便接受比 N 分期所需的更大的手术也不能改变。

根据定义，颈部放疗或手术会使筋膜平面消失，此时无法进行筋膜解剖，因此对这些患者无法进行功能性颈淋巴结清扫。对于这些患者，可以采用改良根治性颈淋巴结清扫术来替代根治性颈淋巴结清扫术，以保存未被肿瘤侵犯的结构。遵循根治性颈淋巴结清扫术的基本原则进行清扫，根据术中实际情况来保留未被肿瘤侵犯的颈部结构。这是一个能够说明功能性颈淋巴结清扫术和改良根治性颈淋巴结清扫术两者区别的好例子。

（王廷　徐树建　方芳）

4

手术技术
Surgical Technique

4.1 引言

　　本章将详细介绍清除颈部所有的淋巴结群的功能性全颈淋巴结清扫术的手术技巧。基于教学目的，手术步骤按顺序依次详细说明。然而，并不是每一个头颈部肿瘤患者都需要本章所提及的全部手术步骤。正如本书先前所强调的，保留某些特定的淋巴结群也是一个合理的选项，这并没有违背功能性颈淋巴结清扫术的基本原则（即通过分离筋膜来切除淋巴组织）。外科医生需要结合自身经验来决定哪些淋巴结群需要包含在分离的标本中，哪些淋巴结群可以保留，然后实施相应的手术步骤，跳过

不必要的手术步骤。

4.2 术前准备和手术室布置

　　正如其他重大手术一样，应该充分术前准备。麻醉医生要在手术前完成术前评估，选择术前用药。术前用药根据麻醉医生的需要选择性使用。按照常规方案给予预防性抗生素。患者颈部与上胸部需要剃除毛发，为手术做好准备。

　　患者仰卧在手术台上，肩下垫铺巾卷或充气橡胶袋，以获得适当的手术角度（图4.1），将患者头部置于手术台的上半部分，可获得合适的手术角

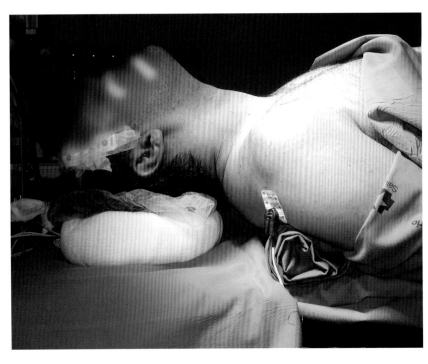

图 4.1　患者的术前准备：肩下置铺巾卷以充分伸展颈部，头部放置在头圈上，以防止手术过程中的头部旋转。

度。将手术床的上半部分抬高大约 30°，这个操作将减少手术期间的出血量。减少术野出血可缩短手术时间，也有利于识别颈部结构。

患者脸的下半部、耳、颈部、肩部和上胸部消毒、铺巾（图 4.2）。四条无菌铺巾放置并黏贴至皮肤上，两条无菌铺巾水平放置：一条覆盖颏下、下颌骨骨体及乳突，另一条覆盖肩部至中线位置。两条无菌铺巾垂直放置于乳突尖至肩部，单侧手术应将无菌铺巾垂直放置在中线。患者胸部和下肢铺被单，带孔手术单覆盖除术野外的整个患者。Mayo 支架（国内称升降台或手术托盘）放置在患者大腿上方（图 4.3）。

手术一般需要两名助手：一名站在外科医生对面，另一名站在患者头部。洗手护士站在患者足侧，面向手术台。呼吸机和麻醉医生在患者左侧（图 4.4）。一般不需要用到其他仪器（图 4.5）。当手术接近颈部的主要神经，特别是副神经时，通常避免使用肌松药物，以感知肌肉收缩。神经刺激设备可能有用，但不是必需的。我们不常规使用咽内电极来术中监测迷走神经，但必须识别和保留喉返神经的甲状腺手术除外。

4.3 切口和皮瓣

根据原发肿瘤部位及是否需要双侧或单侧颈淋巴结清扫术，来决定手术切口的确切位置和类型。切口的要求如下：皮肤切口的确切位置和类型取决于原发肿瘤的部位，以及计划施行单侧或双侧颈部手术。

- 有利于充分显露术野。
- 确保皮瓣有足够的血供。
- 如果必须牺牲胸锁乳突肌，尽可能保护颈动脉。
- 切除之前的瘢痕（如手术、活检术等）。
- 考虑原发肿瘤的位置。
- 有利于使用重建技术。
- 考虑到术后放疗的潜在需要。
- 兼顾美观要求。

在我们的实践中，比较常用的切口是经典的 Gluck-Sorenson 切口（图 4.6a），基本上是一种围裙皮瓣切口。它从乳突尖端开始，于胸锁乳突肌表面垂直下降至锁骨上窝并转向内侧穿过中线；在双侧颈淋巴结清扫术中，切口以对称方式延向对侧。切口必须沿着胸锁乳突肌后缘下行，当需要清扫锁骨上窝区域淋巴结时，这样的切口有助于锁骨上窝区域的分离。当颈淋巴结清扫术联合喉切除术或甲状腺切除术时，这个切口可以很好地暴露术野。当手术包含全喉切除术时，需要将切口引向胸骨切迹上方跨过中线数厘米，气管造口往往也包含在切口

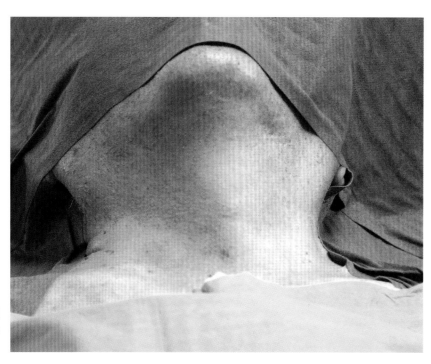

图 4.2 患者铺无菌巾单，拟行双侧颈淋巴结清扫术。头侧显露下颌骨下缘和耳垂尖（乳突），锁骨标志下界。

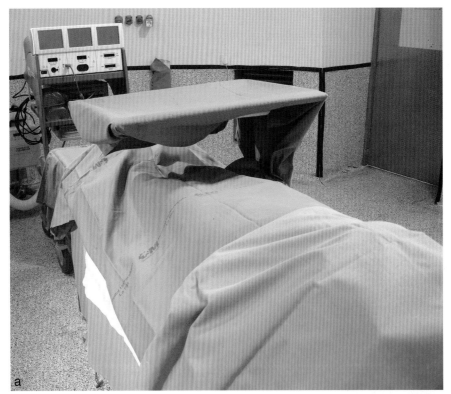

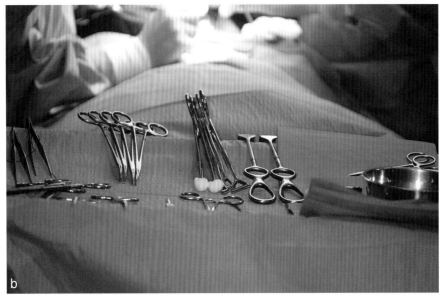

图 4.3　a. Mayo 支架（国内称手术托盘）放在患者的大腿上方。洗手护士会站在托盘旁边，主刀医生的右侧。b. 从 Mayo 支架角度可见的手术视野，此为外科医生最常用的手术器械。

内。另外，对于部分后切除术和其他需要临时气管造瘘的肿瘤，可在环状软骨水平取横切口，注意横切口要跨过中线，在气管造瘘处水平可以另外做一个小的横切口。

在临床工作中，对于需要包括颌下区、不需要喉切除或甲状腺切除的患者（如口咽癌）的单侧功能性颈淋巴结清扫术或选择区颈淋巴结清扫术，我

们常常选择单 Y 切口（图 4.6B），将单 Y 切口向颏部和唇部延伸，就可以用于经下颌入路的原发肿瘤切除。但这种切口有一个众所周知的缺点，就是血供欠佳，特别是切口交叉处。因此，垂直的切口应放置在颈动脉后，通过将垂直切口改良为一个偏 S 形的曲线切口，其美容效果也可以得到改善。

我们也介绍了一些其他切口，可根据疾病的临

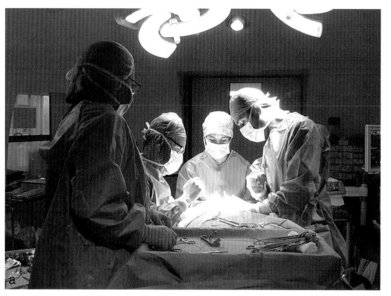
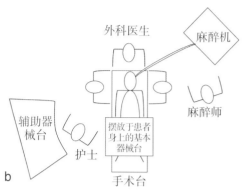

图 4.4　a.功能颈淋巴结清扫术的外科团队。b.手术室的布置。

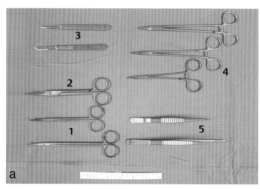
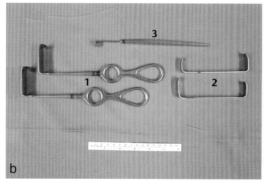
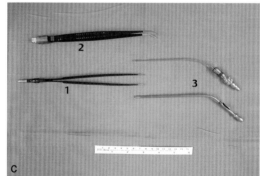
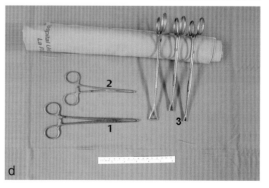
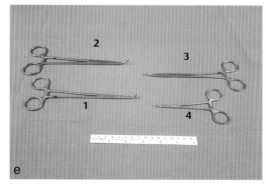

图 4.5　功能性和选择性颈淋巴结清扫术的常用手术器械。a.1，弯头解剖剪刀；2，线剪；3，手术刀 (#10、#15)；4，持针器；5，无创组织钳。b.1，Langenbeck 拉钩（向上牵拉二腹肌）；2，Farabeuf 拉钩（向外侧牵拉胸锁乳突肌）；3，Desmarres 血管拉钩（必要时牵拉颈内静脉）。c.1，单极电凝；2，双极电凝；3，吸引器头。d.1，大的 Allis 钳（每套包括两把，用来夹纱布球）；2，小的 Allis 钳（我们每套包括 15 把，用来钳夹脂肪和其他组织）；3，Duval 钳（每套包括一把大的、一把中的和一把小的，用来夹持甲状腺）。e.1，直角钳（必要时结扎颈内静脉）；2，弧形钳（必要时结扎甲状腺峡部）；3，弯头的止血钳（每套包括 10 个，结扎大血管和钳抓筋膜）；4，蚊式钳（每套包括 10 个，结扎小血管）。

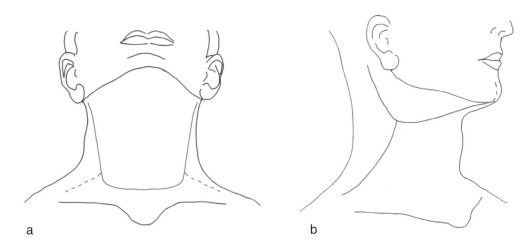

a   b

图 4.6　功能性和选择性颈淋巴结清扫术的常用切口。a. Gluck-Sorenson 切口。b. 单 Y 切口。

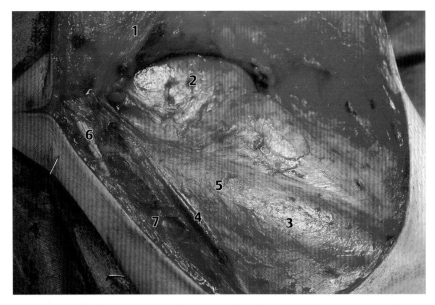

图 4.7　掀起皮瓣，显露保留颈深筋膜的浅层皮瓣已游离，显示保留的颈深筋膜的浅层（右侧颈部）。1，上方皮瓣；2，下颌下腺；3，胸锁乳突肌；4，颈外静脉；5，颈浅神经横支颈横神经；6，耳大神经；7，Erb 点。

床特点和外科医生的个人习惯选择。

　　切口结束后，在颈阔肌深面游离皮瓣，保留颈筋膜的浅层（图 4.7）。暂时保留浅层的淋巴组织，这符合功能性颈淋巴结清扫术的基本解剖学原则（如将颈部淋巴组织及包裹淋巴组织的筋膜壁一并切除）。

　　功能性全颈淋巴结清扫术的游离范围类似于经典的根治性颈淋巴结清扫术（图 4.8）。术野上方应暴露下颌骨下缘和腮腺尾部，下方皮瓣应游离至锁骨及胸骨切迹水平。单侧颈淋巴结清扫的前界至颈中线。最后，耳大神经和胸锁乳突肌后缘构成术野后界的上半段，斜方肌前缘构成术野后界的下半段，两者共同构成术野的后界。皮瓣游离后，可以透过颈深筋膜浅层看到其深面的颈部结构（图 4.7 和图 4.8）。

　　皮瓣深面放置湿纱布垫以保护皮瓣（图 4.9）。在手术过程中，提拉这些纱布将产生张力，便于手术操作。经常湿润棉垫将有助于保持皮瓣在整个术中的良好状态。颈部手术需要原发肿瘤切除联合颈

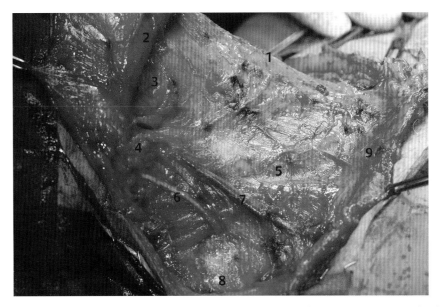

图 4.8 功能性全颈淋巴结清扫术的边界（右侧颈部）。1、中线；2、下颌骨下缘；3、颌下腺；4、腮腺尾部；5、胸锁乳突肌；6、耳大神经；7、颈外静脉；8、斜方肌；9、锁骨。

淋巴结清扫术，有时候还需要重建，因此手术时间往往很长。因此，应尽一切努力保持皮肤的良好状态，直到手术结束。

4.4 胸锁乳突肌的解离

通常，手术的第一步是解离覆盖在胸锁乳突肌上的筋膜。这一操作的目的是彻底将胸锁乳突肌从其周围的筋膜中分离出来。

解离胸锁乳突肌时，必须横断颈外静脉。因此，在分离胸锁乳突肌筋膜时，一般需要结扎、离断颈外静脉，这有利于后续的手术操作。对于功能性和选择性颈淋巴结清扫术，当手术进行到这一步骤时，需要在如下两个位置结扎、离断颈外静脉（图 4.10）：①在胸锁乳突肌后缘，紧靠 Erb 点的下方；②在腮腺的尾部，即下颌后静脉与耳后静脉汇合形成颈外静脉起始部的位置。在后续的手术步骤中，结扎、离断颈外静脉的第三个位点在颈后三角区，此区域的淋巴结也包裹在手术标本中。

解离胸锁乳突肌，首选以 10 号刀片，靠近胸锁乳突肌后缘，沿着肌肉全长，纵行切开其筋膜（图 4.11）。手术刀片紧靠在耳大神经前方、平行于耳大神经方向，开始解离在胸锁乳突肌的上半段，此时需要横切颈横神经与颈外静脉（在之前的手术步骤中，颈外静脉已经被结扎、离断）。在胸锁乳

突肌的下半段，需要沿着其后缘解离其筋膜。朝着胸锁乳突肌前缘方向，比较容易分离胸锁乳突肌与其筋膜之间的平面，这样有利于解离胸锁乳突肌。将颈外静脉、胸锁乳突肌筋膜包含在手术标本中，一起向前方解离（图 4.12）。当主刀医生朝着胸锁乳突肌前缘方向解离时，需要手术助手使用多个血管钳、向内侧牵拉胸锁乳突肌筋膜。牵拉筋膜时务必十分小心，因为目前手术标本内仅有菲薄的颈深筋膜浅层。当主刀医生朝着胸锁乳突肌前缘方向解离时，需要手术助手使用多个血管钳向内侧牵拉胸锁乳突肌筋膜。牵拉筋膜时务必十分小心，因为目前手术标本仅有菲薄的颈深筋膜浅层。

在这个步骤及手术的多个其他步骤中，我们均强烈推荐使用手术刀进行解离。颈部筋膜平面往往没有血管，用手术刀在筋膜层面游走比较容易。必须适当牵拉组织，这样刀片分离组织才能更高效。因此，整个手术过程中助手的一个重要任务是帮助解剖的组织保持足够的张力。

当解剖到胸锁乳突肌的前缘时，可以把原来牵拉筋膜的血管钳放在术野的内测部分，并把血管钳悬挂在术者的对侧。这样可以保持所需的牵引力，同时释放助手的手。可用手和纱布进一步增加张力。然后向后方牵拉胸锁乳突肌，继续解离胸锁乳突肌的内面。可由站在患者头部位置的助手牵拉胸锁乳突肌，也可以由主刀牵拉，同时用另一只手持刀（图 4.13）。

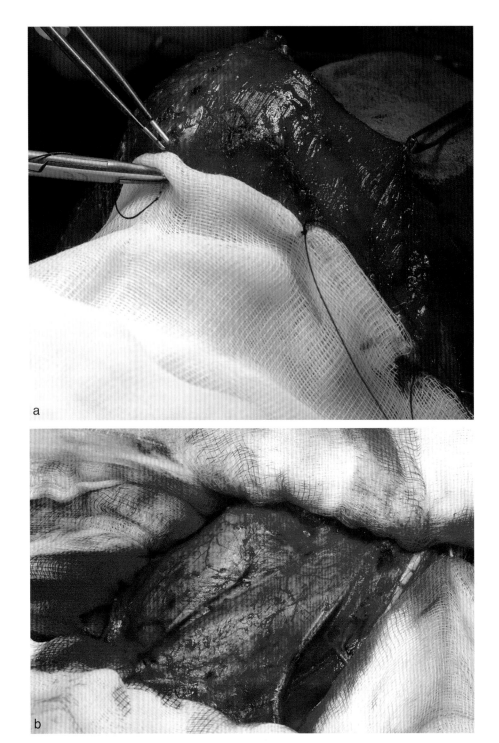

图 4.9　a、b.外科棉垫缝合到皮瓣上，以保护皮瓣并有助于产生张力。手术过程中纱布垫需要保持湿润。

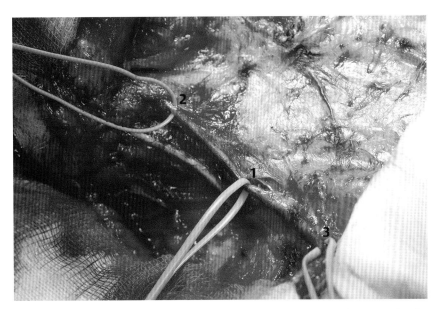

图 4.10　右侧功能性颈淋巴结清扫中颈外静脉的 3 个关键点。1，胸锁乳突肌后缘；2，腮腺尾部；3，锁骨上窝。

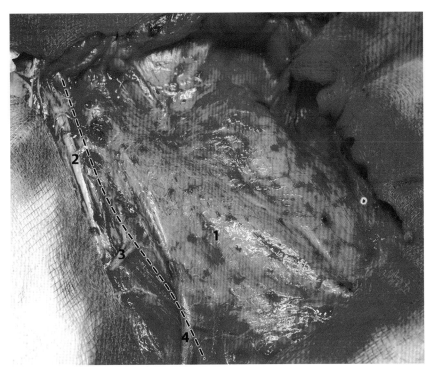

图 4.11　右侧颈部胸锁乳突肌筋膜切开（虚线）。1，胸锁乳突肌；2，耳大神经；3，颈横神经；4，颈外静脉。

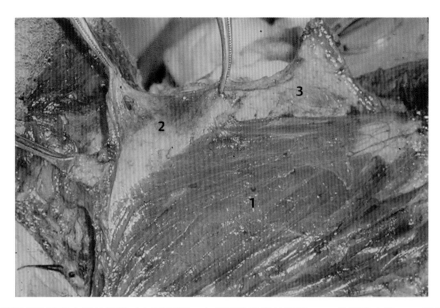

图 4.12　向内侧解离胸锁乳突肌的筋膜（右侧颈部）。包括颈外静脉的筋膜。1，胸锁乳突肌；2，筋膜；3.颈外静脉。

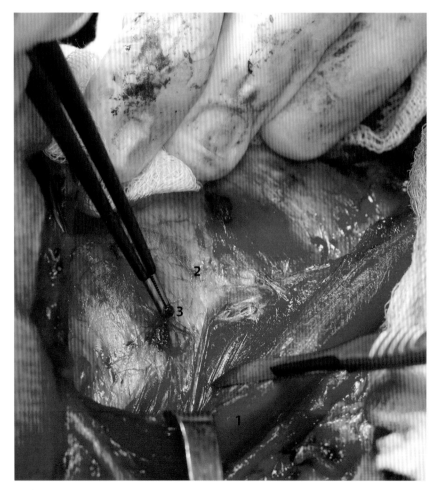

图 4.13　向外侧牵拉胸锁乳突肌，有助于解离其内侧面。助手一手将切除的筋膜向内侧牵拉保持张力，同时用另一只手凝扎血管。1，胸锁乳突肌；2，解剖后的筋膜；3，胸锁乳突肌深面的血管（已离断和凝闭）。在所有进入胸锁乳突肌的小血管被凝闭后，进入一个新的无血管筋膜平面，沿着整个胸锁乳突肌的后缘继续解离。现在可以透过颈动脉鞘的筋膜看到颈内静脉（图 4.14）。

直到现在，肌肉和筋膜之间的游离平面是无血管的。然而，当向肌肉的内侧深面接近时，会发现小的穿支血管穿过筋膜进入肌肉（图 4.13）。当外科医生继续解剖胸锁乳突肌的整个内侧表面时，助手必须凝闭这些血管分支。在此区上半部分，术者务必十分小心：副神经将在此处进入胸锁乳突肌，往往一个或多个小血管与副神经伴行；在进入胸锁乳突肌之前，副神经往往发出分支。应在不损伤神经的情况下凝扎血管，副神经的所有分支都必须保留，以获得最佳的肩部功能。更多关于副神经解剖的细节将在后面的内容中详细介绍。

此时，除了胸锁乳突肌后缘少部分筋膜外，几乎已经完全把胸锁乳突肌从其周围的筋膜中解离出来了。在后续步骤中，将在胸锁乳突肌后缘解离剩下的这部分筋膜。此时，可以将湿的外科棉垫放置在胸锁乳突肌下半段与筋膜之间。这样做有两个目的：①当开始进行上部分手术解剖时，保持已经解离的组织湿润度；②后续步骤仍然需要解剖胸锁乳突肌表面的筋膜，纱布垫可作为此处的解剖标记。

外科医生现在将注意力转换到手术区域的上半部分，以识别副神经。为了更好地理解后面的手术步骤，我们在这里做一个简短的停顿，这可能有助于读者了解当颈后三角包括在手术范围时，关于胸锁乳突肌的手术操作如何进行。

4.5 胸锁乳突肌的处理

全面解剖颈后三角需要采取联合法，即联合胸锁乳突肌前方和后方的方法（图 4.15）。在颈部的上半部，解剖是在胸锁乳突肌之前进行的，而在颈部下半部，锁骨上窝的解剖在胸锁乳突肌后部进行。

为了更好地理解这一点，假设以颈丛浅支浅出于胸锁乳突肌后缘的 Erb 点取一水平线，这条水平线将术野分为上、下两部分。

上半部分包括颏下区和颌下区（Ⅰ区）、颈后三角上部（Ⅴ区上部）。上半部分的解剖是在胸锁乳突肌前面进行的。因此，在整个解离过程中，必须将胸锁乳突肌向后方牵拉。

下半部分包括锁骨上窝（Ⅴ区下部）、颈内静脉淋巴结链的下半部（Ⅲ区的一部分、Ⅳ区）和气管旁淋巴结（Ⅵ区）。该区域的解离需要在胸锁乳突肌前方和后方联合进行。从胸锁乳突肌后方解剖锁骨上窝，从胸锁乳突肌前方分离剩下的颈下部淋

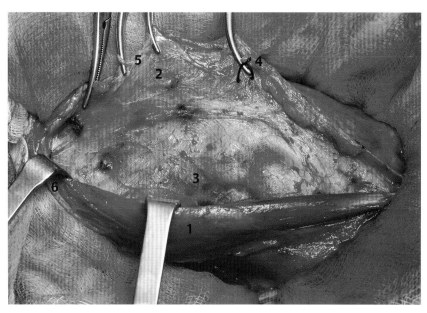

图 4.14　胸锁乳突肌内侧的解剖已经完成（右侧颈部）：1，胸锁乳突肌；2，已解离的筋膜；3，颈内静脉（穿过筋膜）；4，颈外静脉（已结扎和游离）；5，颈横神经（已离断）；6，耳大神经（已保留）。

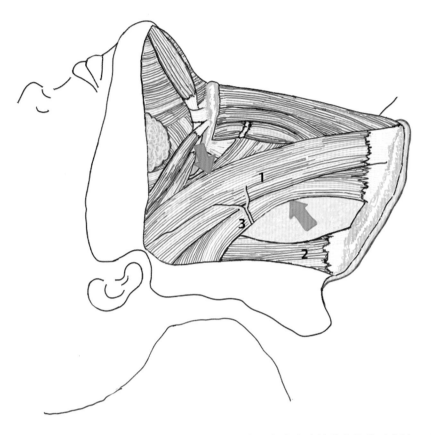

图 4.15　功能性全颈淋巴结清扫术颈部入路示意图。在 Erb 点的上方，解离在胸锁乳突肌前面进行，而颈后三角下部（锁骨上窝）的解离在胸锁乳突肌后面进行。1，胸锁乳突肌；2，斜方肌；3，Erb 点。

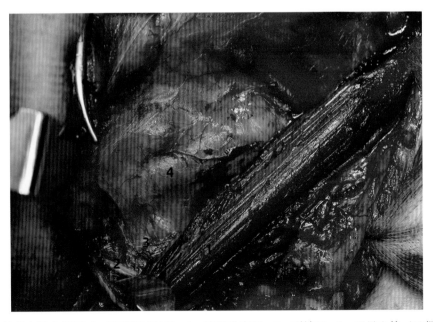

图 4.16　在解离胸锁乳突肌内侧面时，要识别副神经。1，胸锁乳突肌；2，副神经；3，卫星血管（已凝闭、离断）；4，颈内静脉。

巴脂肪组织。

为整块切除手术标本，需要把已经解离的锁骨上窝胸锁乳突肌深面组织递过来，并把它与标本的其余部分相汇合。

前述动作一直很难理解。对于需要清扫全部的锁骨上窝（V区）淋巴脂肪组织的病例，也可以在胸锁乳突肌前方进行：用力将胸锁乳突肌向后方牵拉，这样就可以在胸锁乳突肌的前方，解剖分离原发肿瘤、V区的下半部分及剩余的标本了。

现在让我们回到手术暂停的地方，然后继续解剖分离。除胸锁乳突肌后缘少许部分之外，几乎已经把胸锁乳突肌从其周围的筋膜中解剖分离出来了。外科医生将注意力转向手术区域的上半部，在颈静脉孔与胸锁乳突肌之间寻找副神经的行径。

4.6 副神经的识别

这一步骤的主要目的是在副神经进入胸锁乳突肌的位置，识别副神经。在分离胸锁乳突肌上部的筋膜时，这个操作有助于避免副神经损伤。因此，应该在上一步结束之前进行。稍后将解剖颈内静脉与胸锁乳突肌之间的副神经。

脊髓副神经大约在胸锁乳突肌中上 1/3 交界处进入胸锁乳突肌（图 4.16）。向后牵拉胸锁乳突肌，以充分显露此区域。妥善凝闭与副神经伴行的小血管，注意副神经进入胸锁乳突肌之前是否已经发出分支。需要保留所有的神经分支，以获得最佳的肩部功能。有时候可以发现：在副神经进入胸锁乳突肌之前，第 2 颈神经可发出分支加入副神经。虽然大多数解剖学书籍认为汇入副神经的颈神经（第 2 颈神经及其他颈神经）分支主要为感觉神经，但我们的经验是，保留这些分支有助于防止手术后肩关节功能障碍。

识别副神经后，胸锁乳突肌及其筋膜之间放置湿的外科纱布，注意避免过度挤压或牵拉副神经，以免副神经损伤。然后，解离术野上界。

4.7 颌下区的解剖

从技术的角度来看，切除颌下腺有助于全面清扫颏下和颌下淋巴结（Ⅰ区）。然而，许多肿瘤，如喉癌、下咽癌或甲状腺癌，通常不需要清扫Ⅰ区淋巴结，所以应该保留颌下腺。事实上，Osvaldo Suarez 早就认为：功能性颈淋巴结清扫术的优势之一，就在于能够保留颌下腺。下面将详细介绍。清除颌下和颏下淋巴结（Ⅰ区）的手术细节，包括下颌下腺的切除（有关颌下腺保留的技术细节，参见第 5 章）。

要解离颌下三角和颏下三角区，首先要沿着术野上界切开筋膜，从腮腺尾部切至颈部中线。切开颏下区的筋膜，将颏下区的组织向下方解离（图4.17）。然后在下颌下腺下缘的后方继续切开，以避免损伤面神经下颌缘支。

面神经下颌缘支走行于下颌下腺筋膜层内，参见图 2.17。大多数情况下，此神经识别过程单调乏味，没有必要。首先在下颌下腺下缘识别面静脉（图 4.18），然后结扎、离断面静脉，注意远端留长结扎，止血钳夹持面静脉远端，然后将其向上牵拉至下颌骨体表面（图 4.19）。这样，面静脉远端把面神经下颌缘支牵向上方，从而安全地保护该神经（图 4.18）。找到面静脉后需要进行游离和结扎，远端留长结扎，使其能在下颌骨体部向上牵拉（图4.19）。最后从颌下腺表面解剖筋膜。把颌下腺筋膜、面静脉远端向上牵拉，这样面神经下颌缘支就会远离后续的手术解剖区域了。

在下颌下腺的前缘继续解剖。从二腹肌前腹向后解离下颌下腺，暴露下颌舌骨肌。将下颌下腺从下颌舌骨肌后缘分离下来，然后向前方牵拉下颌下腺。然后沿着下颌下腺的上缘继续解剖，以探查面动脉。注意，面动脉可走行于下颌下腺的浅面，或穿行于下颌下腺内，偶尔走行于下颌下腺深面。结扎、离断面动脉，然后游离下颌下腺上缘。当面动脉向下颌下腺浅表走行时，可从颌下腺游离并保留（图 4.20）。

向前牵拉下颌舌骨肌、向后下方牵拉下颌下腺，以显露舌神经。由于颌下神经节附在下颌下腺和舌神经上，因此，牵拉颌下神经节，可将使舌神经显露在术野内（图 4.21）。舌神经在下颌下区层面可识别为扁平 V 形结构，有静脉与颌下神经节伴行，首先应凝闭这些伴行静脉，然后分离下颌下神经节与下颌下腺，这样舌下神经就松

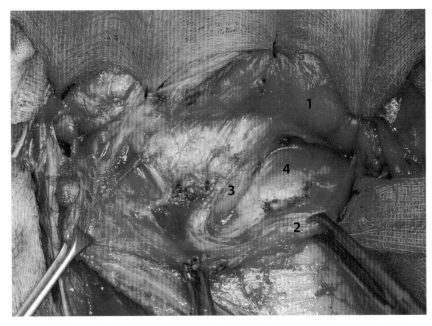

图 4.17　术野上界的筋膜已被切开，把它及颏下区的组织向下方牵拉（右侧颈部）。1. 上方皮瓣；2，向下方牵拉的筋膜；3，下颌下腺；4，二腹肌前腹。

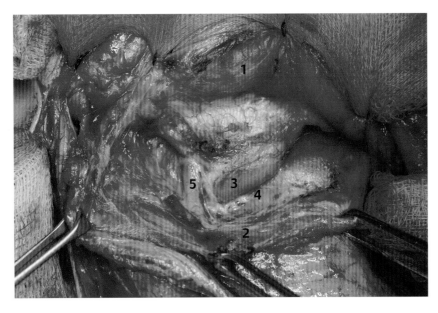

图 4.18　切开下颌下腺后方的筋膜，显露面静脉。1，上方皮瓣；2，向下方牵拉的筋膜；3，下颌下腺；4，二腹肌；5，面静脉。

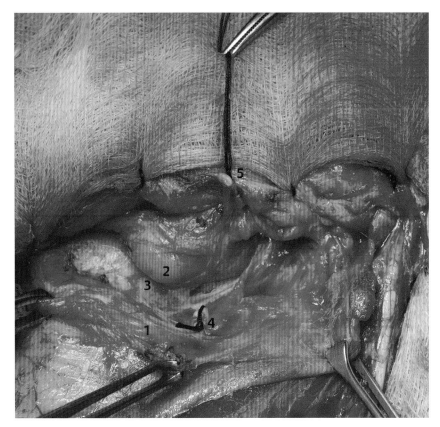

图 4.19 保留面神经下颌缘支的外科操作（右侧颈部）：结扎、离断面静脉，远端留长，向上牵拉面静脉远端。1，向下放牵拉的筋膜；2，下颌下腺；3，二腹肌；4，已结扎的面静脉近端；5，面静脉远端已结，并向上方翻转。

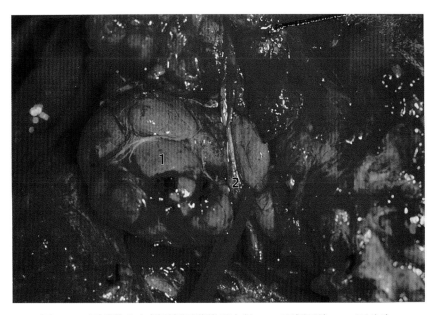

图 4.20 面动脉在右侧下颌下腺浅面走行。1，下颌下腺；2，面动脉。

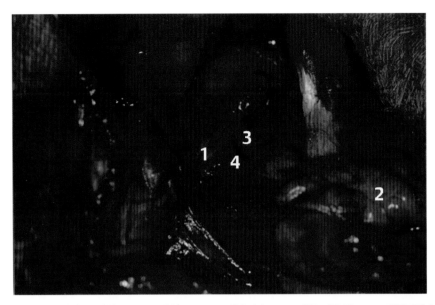

图 4.21　（右侧颈部）下颌下腺窝的舌神经。1，舌神经；2，下颌下腺；3，下颌下腺管；4，下颌下腺神经节及伴随静脉。

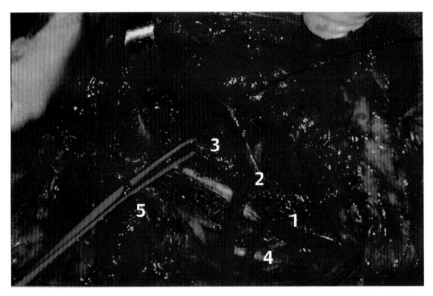

图 4.22　切除下颌下腺后的下颌下窝（右侧）。1，二腹肌；2，面动脉；3，舌神经；4，舌下神经；5，包括下颌下腺及颌下区淋巴脂肪组织的手术标本。

开了，向上方牵拉舌下神经，使之远离术野。下颌下腺管在舌神经下方。结扎、离断下颌下腺管，将腺下颌下腺向下牵拉，显露颏舌肌和舌骨舌肌。沿着下颌下腺内侧面继续向后解离，显露二腹肌和面动脉近端。在二腹肌前腹的内上方，可见舌下神经向前上方走行。紧靠二腹肌上方再次结扎面动脉。这样完成了下颌下腺的游离（图 4.22），此时标本中包括来自下颌下区和颏下区的淋巴组织（I 区）及下颌下腺。

标本向下翻转，切开覆盖在二腹肌和茎突舌骨肌的筋膜组织，从颈中线且至腮腺尾部（图 4.23）。沿着二腹肌后腹，切断茎突下颌韧带（图 4.24）。

此时，识别下颌后静脉、耳后静脉和颈外静脉。根据其解剖学分布，结扎、离断这三条静脉。根据腮腺尾部向下方延伸的程度，可切除部分腮腺尾部组织，这样有助于显露、切除颈内静脉上段淋巴结（II 区上份）以及腮腺下部的淋巴结。

然后，向上牵拉二腹肌和茎突舌骨肌，显露

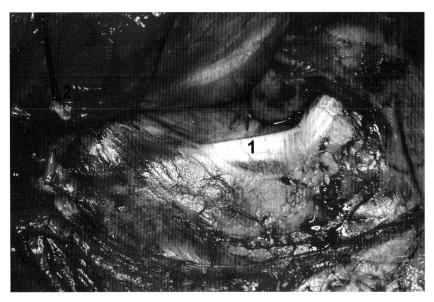

图 4.23 二腹肌后腹，指引着后续的解离（右侧颈部）。1，二腹肌中间腱；2，已结扎的面静脉远端。

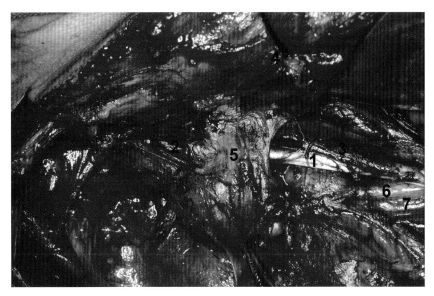

图 4.24 切断茎突下颌韧带（右侧颈部）。1，二腹肌中间腱；2，二腹肌后腹；3，茎突舌骨肌；4，已结扎的面静脉远端；5，茎突下颌韧带；6，舌下神经；7，舌静脉。

舌下神经以及伴行和纵跨舌下神经的舌静脉（图4.25）。处理舌静脉出血非常棘手，应妥善结扎舌静脉。如果此区域出血了，应该使用双极电凝止血，不要使用止血夹或结扎止血，以免损伤舌下神经。

最后，将已经解离的组织向下牵拉，切除二腹肌深面和颈上间隙中的软组织。此时，标本包括颌下和颏下淋巴结（I区）、颈内静脉最上部的淋巴结（II区上部）和（可能存在的）下颌下腺。

4.8 副神经的解剖

解剖副神经是我们将剪刀替代刀片进行手术的少数步骤之一。为了显露这一区域，需将胸锁乳突肌向后牵拉，用平滑的拉钩将二腹肌后腹向上牵拉（图4.26）。这个动作暴露了颈内静脉和颈外动脉。之前在副神经进入胸锁乳突处放置了一块湿纱布，现在取出这块覆盖在副神经上的湿纱布，朝着颈动脉鞘方向解离副神经。

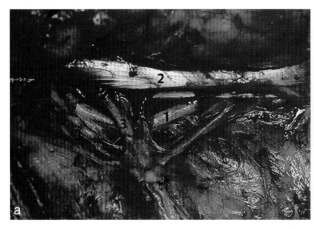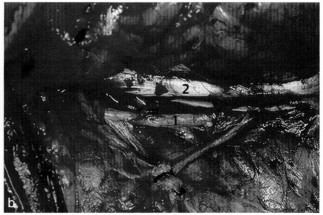

图 4.25　舌下神经在右侧下颌下腺窝。a.在二腹肌中间腱的深面，显露舌下神经。可以看到舌静脉在舌下神经表面跨过。b.舌静脉已结扎，将舌下神经从颌下三角区淋巴组织中分离出来。1，舌下神经；2，二腹肌中间肌腱；3，舌静脉纵跨舌下神经。

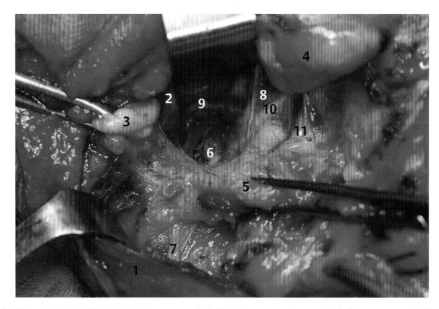

图 4.26　准备解剖副神经的手术视野（右侧颈部）。1，胸锁乳突肌；2，二腹肌（被牵拉）；3，腮腺尾部；4，下颌下腺（已保留）；5，从术野上部游离的筋膜；6，颈内静脉；7，副神经；8，颈外动脉；9，跨越颈内静脉的枕动脉；10，舌下动脉跨过颈外动脉；11，面静脉。

在这个层面上，副神经走行在颈部的"淋巴容器"内，因此迫使外科医生剪开纤维脂肪组织，而本手术其他步骤中则是沿着筋膜平面解离。这就是为什么剪刀在这个阶段比手术刀更有用的原因。剪开围绕神经的筋膜隧道使解剖得以进行（图4.27）。因此，分开副神经表面的组织，将颈内静脉与胸锁乳突肌之间的这段副神经完全显露出来（图 4.28a）。

当手术解剖接近颈内静脉时，外科医生必须意识到颈内静脉与副神经之间的关系。一般而言，副

神经位于颈内静脉前面，有时候副神经也位于颈内静脉深面，甚至贯穿颈内静脉（参见图 2.20 和图2.21）。应该牢记这些解剖变异，以避免追踪副神经时误伤颈内静脉。可以通过触诊寰椎横突位置，其水平相当于识别脊髓副神经与颈内静脉交叉的位置（图 4.28b）。

当副神经完全显露后，将副神经上方与后方的组织从头夹肌和肩胛提肌中上解离下来。朝着副神经方向，将组织向前下方牵拉（图 4.29）。

必须强调的是，现在需要切除的淋巴结位于脊

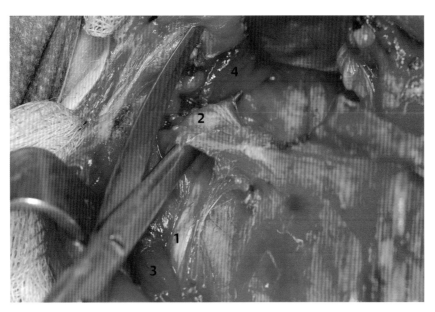

图 4.27 沿着副神经建立一个筋膜隧道，以方便解离副神经。1，副神经；2，覆盖副神经的纤维脂肪组织；3，胸锁乳突肌；4，二腹肌（被牵拉）。

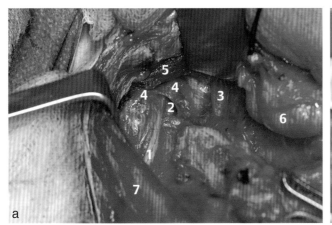 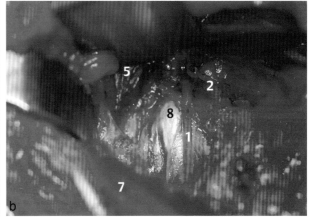

图 4.28 副神经已解离。a. 副神经已经完全显露于术野上半部分（右侧颈部）。b. 寰椎横突、副神经和颈内静脉之间的关系。1，副神经；2，颈内静脉；3，颈外动脉；4，颈上部、副神经上部的纤维脂肪组织；5，二腹肌（被牵拉）；6，颌下腺（保留）；7，胸锁乳突肌；8，寰椎横突。

髓副神经和颈内静脉之间。该区域对应于Ⅱ区与Ⅴ区上部之间的模糊边界，是人工淋巴结分区的弱点之一。该区域的淋巴结属于副神经淋巴结链和颈部淋巴结链上部，没有明确的解剖标志可以区分这两条淋巴结链（图 4.30）。因此，外科医生这一步手术时必须特别小心，以避免在进行选择性颈部清扫时遗漏潜在转移的淋巴结。

本步骤经常遇到枕动脉和胸锁乳突肌动脉（图4.26）。发现动脉后这两个动脉时，必须结扎和离断。然而，往往在切除此区域淋巴组织时无意中切断了枕动脉或胸锁乳突肌动脉。如果切断了这两个动脉，这两个血管比较容易凝闭，但放置止血夹和结扎就比较困难。

一旦组织解剖达到副神经的水平，需把已经解离的标本从副神经深面递过来，以保持它与标本主要部分的连续性。Osvaldo Suárez 将这一步骤称为"副神经行动"（图 4.31）。在这一动作完成后，标本包括来自副神经区域的纤维脂肪组织，以及从颌下三角（Ⅰ区）和颈上区域移除的组织（图4.32）。

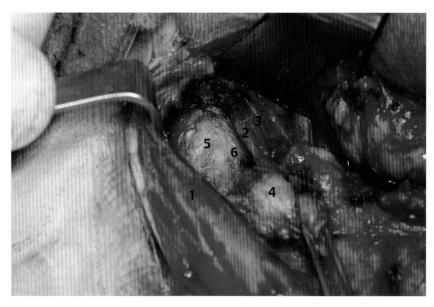

图 4.29 副神经（ⅡB 区）的上方和后方组织被解剖和向下牵拉。1，胸锁乳突肌；2，颈内静脉；3，副神经（被解剖组织的牵拉替代）；4，向下牵拉的纤维脂肪组织；5，头夹肌；6，肩胛提肌。

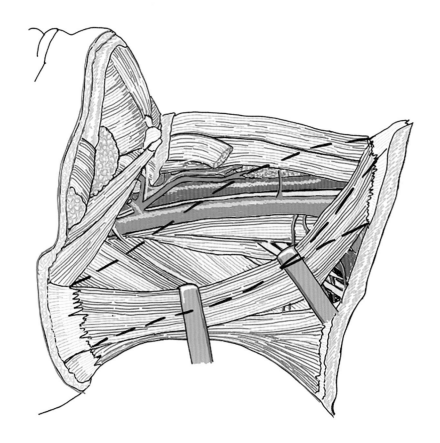

图 4.30 Ⅰ区、Ⅴ区上部之间缺乏明显的解剖学标志。向后方牵拉胸锁乳突肌，Ⅱ区、Ⅴ区上部间理论上的分界线就会被扭曲。虚线显示肌肉的原始位置。根据牵拉情况不同，两个区域之间的界限可能会有所不同。

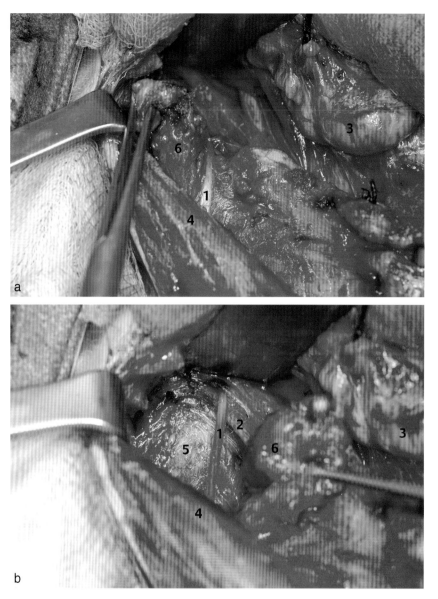

图 4.31 "副神经行动"（右侧颈部）。a. 在胸锁乳突肌与颈内静脉之间显露副神经。b. 将副神经的后方和上方的纤维脂肪组织从副神经深面递过来。1，脊髓副神经；2，颈内静脉；3，颌下腺（保留）；4，胸锁乳突肌；5，头夹肌和肩胛提肌；6，脊髓副神经上方与颈静脉后上方切除组织。

在进入下一步手术之前，这一区域进行最后的切开将有助于进一步的解剖。继续向后方牵拉胸锁乳突肌，显露副神经进入胸锁乳突肌的位置，采用10号刀片切开此处下方的组织，沿着胸锁乳突肌的内侧缘，从胸锁乳突肌前缘向下切至 Erb 点水平（图4.33）。识别深面的肩胛提肌，沿着肩胛提肌筋膜浅面、向前方继续解离。这个区域的其余解剖将在稍后完成。

再次将湿纱布放置在头夹肌和肩胛提肌表面的副神经的周围，然后进行锁骨上窝部分的切除。

4.9 颈后三角解剖

锁骨上窝构成V区淋巴结的下部。在手术中这一区域切除的必要性一直是功能性和选择性颈淋巴结清扫的最有争议的问题之一。我们提醒读者，这一争议超出了这本书讨论的范围。我们不讨论这一区域切除术的适应证，也不建议在每一种单侧头颈肿瘤功能性颈部解剖都进行这一部分的操作。对于阅读到这里的读者来说，应该理解的是功能性不是一种外科技术，而是一个概念，因此本书应该完

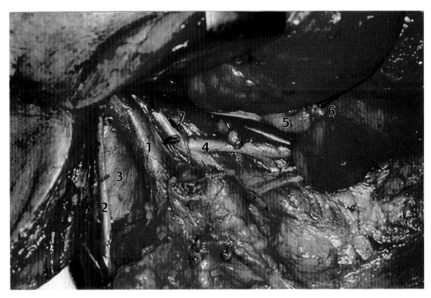

图 4.32 右侧颈部上颈区清扫后术野的前面观示图。1，颈内静脉；2，副神经；3，肩胛提肌；4，舌下神经；5，颌下腺；6，面静脉远端结扎；7，已离断的舌静脉。

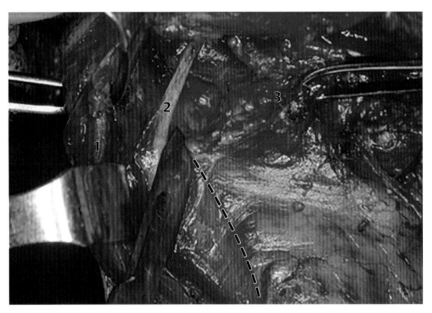

图 4.33 "副神经行动"已经完成。最后的切口是在胸锁乳突肌前方（虚线），在副神经和 Erb 点平面之间（右侧颈部）。1，胸锁乳突肌向后牵拉；2，副神经；3，从颈上部与副神经区域解离下来的标本。

整描述所有可能涉及的颈部淋巴结的切除方法。

　　轻轻地向前方牵拉胸锁乳突肌，全面显露胸锁乳突肌后方的锁骨上窝区域。首先解离仍然覆盖在胸锁乳突肌后缘的筋膜（图 4.34）。必须记住的是，在手术的前一步筋膜已经从肌肉的后边界切除（见"胸锁乳突肌的解剖"）。以留在胸锁乳突肌前内侧和已经解离的筋膜之间的湿纱布作为参考，完成胸锁乳突肌的筋膜游离。这个步骤一旦完成，肌肉将

从其周围筋膜中释放出来（图 4.35）。

　　由于锁骨上窝的纤维脂肪组织松散且没有明确的解剖平面，使得手术刀的使用在这里效果不佳。因此，对于这一步的手术，剪刀和钝性解剖是首选。

　　解剖标志定义了颈后三角中术野的边界（图 4.36）。下界位于锁骨水平，后界为斜方肌前缘，上界为副神经进入斜方肌的位置。颈横血管和肩胛舌骨肌是该区域的重要解剖标志。

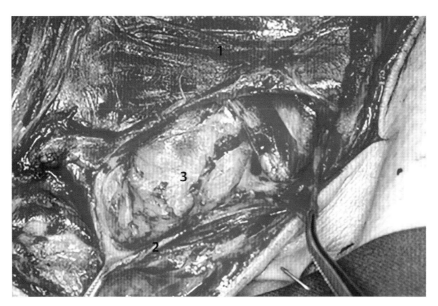

图 4.34　（右侧颈部）在锁骨上窝切除胸锁乳突肌剩余筋膜。1，胸锁乳突肌；2，向外侧牵拉的筋膜；3，锁骨上窝的纤维脂肪组织。

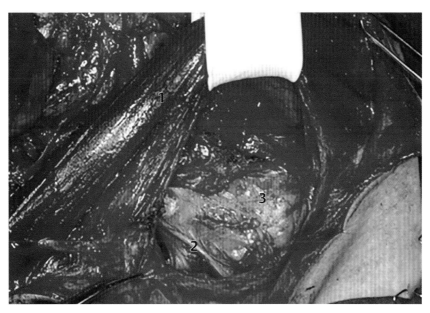

图 4.35　胸锁乳突肌从周围筋膜完全释放并向内侧牵拉以利于锁骨上窝的解剖（右侧颈部）。1，胸锁乳突肌向内侧牵拉；2，颈丛锁骨上支；3，锁骨上窝的纤维脂肪组织。

经典的后入路是向前牵拉胸锁乳突肌，如果在手术的前一阶段没有完成下颈部颈外静脉的分离和结扎，现在应该完成。然后从斜方肌的前缘向内侧方向切除包括锁骨上窝的淋巴组织。在这一区域的上缘最有可能损伤脊髓副神经。副神经于 Erb 点的深面离开胸锁乳突肌，向下、向后斜行至斜方肌。患者头部的位置，以及外科医生在解剖过程中所施加的牵引力，可能会使神经偏离原来的位置，产生一个轻微的前曲，这可能会导致其无意中被损伤。神经移位是由于它与第 2、第 3 和第 4 颈神经的相连。在解剖这一区域时，可以发现许多颈丛的锁骨上分支。锁骨上神经的走行与副神经相似，但锁骨上神经更加表浅，且位于副神经的下方（图 4.37）。虽然容易区分副神经和锁骨上神经，但对于年轻的外科医生有时可能有难度。

然后探查肩胛舌骨肌，解离肩胛舌骨肌筋膜，

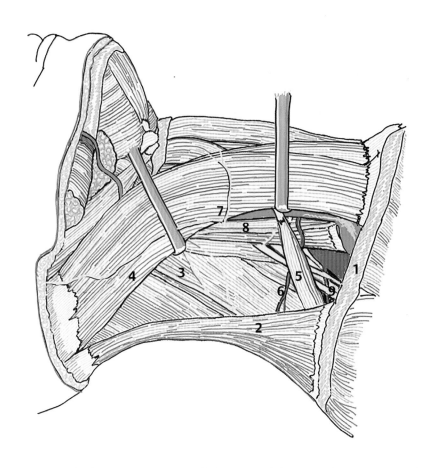

图 4.36 颈后三角的解剖学标志与解离边界。1，锁骨；2，斜方肌；3，副神经；4，胸锁乳突肌；5，肩胛舌骨肌；6，颈横动脉；7，Erb 点；8，膈神经；9，臂丛。

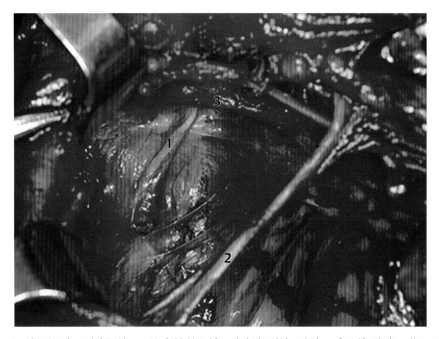

图 4.37 副神经穿过颈部后三角（右侧颈部）。注意锁骨上神经走行与副神经相似，但更加浅表，位置更低。1，脊柱副神经；2，锁骨上神经；3，胸锁乳突肌（后缘）。

后面将把这些解离下来的肩胛舌骨肌筋膜与颈后三角内容物一并切除。如果切除原发肿瘤需要同时切除肩胛舌骨肌，那么此时可离断肩胛舌骨肌，否则就应保留肩胛舌骨肌，用平滑的拉钩它向下方牵拉。在肩胛舌骨肌的深面找到颈横血管（图 4.38）。

一般而言，容易把颈横血管从其周围的纤维脂肪组织中解离出来，然后向下方牵拉并保留颈横血管。然而，甲状颈干有多种分支方式，且其分支也存在很多变异，这使得这一步骤的处理更加复杂多变（图 4.39）。

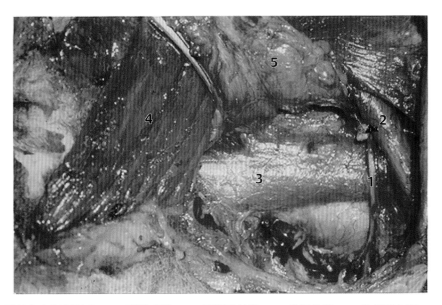

图 4.38 右锁骨上窝解剖标本。1，颈横动脉；2，肩胛舌骨肌；3，前斜角肌；4，胸锁乳突肌；5，锁骨上窝。

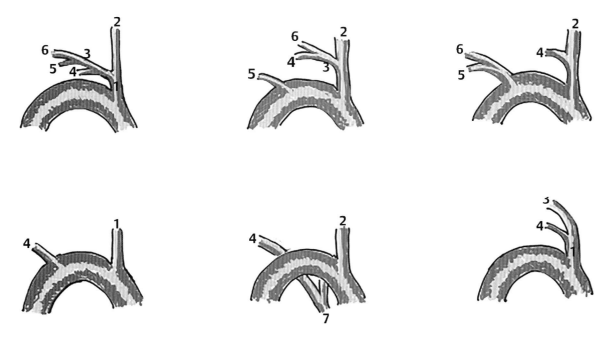

图 4.39 甲状颈干分支的变异。1，甲状颈干；2，甲状腺下动脉；3，颈横动脉；4，颈浅动脉；5，肩胛下动脉；6，肩胛上动脉；7，胸廓内动脉。

现在，覆盖在肩胛提肌和斜角肌表面的颈深筋膜深层已经显露出来（图4.38）。因为臂丛出现在前斜角和中斜角肌之间，也容易被识别。应始终在斜角肌筋膜浅面进行解离，以免损伤臂丛和膈神经（图4.40）。

继续向内侧进行解剖直到达到胸锁乳突肌的前缘水平。然后用拉钩将胸锁乳突肌向外侧牵拉，把锁骨上窝内容物从胸锁乳突肌深面传递过来，并把它与之前切除的颈上部的组织放在一起。然后向后牵拉胸锁乳突肌，朝着颈动脉鞘方向继续解离胸锁乳突肌前方区域。

对于习惯在胸锁乳突肌之前进行整个手术的人来说，只要用力将肌肉向后牵拉，沿着胸锁乳突肌后缘设计切口，也可以切除锁骨上区域组织。

4.10 颈深肌解剖

如果前面的步骤已经正确执行，我们现在将有两个主要的解剖区块。上面的区块包括颌下和颏下三角形（Ⅰ区），以及颈上区和脊柱副区（Ⅱ区和Ⅴ区上部）。下面的区括锁骨上窝（Ⅴ区的剩余部分）。一个小的组织桥将两个区块分开，并将标本连接到颈深肌（图4.41）。这个组织桥通常从副神经进入胸锁乳突肌处的下方，到Erb点的下方。

使用手术刀将组织桥横断，显露肩胛提肌的筋膜。这一动作使得两个区块合二为一，然后朝着颈动脉鞘方向继续解离颈深部肌肉（图4.42）。接下来的解剖将使用锐性分离。因此，需要用钳子抓住标本施加足够的张力。

在继续向内侧解离的过程中，会遇到颈丛的几个分支。熟练掌握颈部解剖知识，是将肿瘤根治与功能性手术结合的关键。如前所述，为了达到最佳的肩部功能，应保留可能与副神经吻合的第2、第3和第4颈神经的深支（图4.43）。同样，因为第3、第4和第5颈神经对膈神经的贡献也应该予以保留。颈丛深支常常位于斜角肌筋膜的深面，为了达到上述保留目标，最好始终在斜角肌筋膜浅面进行解离。另一方面，当解剖接近颈动脉鞘时，颈丛的浅表或前皮分支颈横神经将被横断。

当显露出颈动脉鞘时，必须立即停止对颈深肌的解离。继续解剖颈动脉鞘后方，很容易损伤交感神经干（图4.44）。

4.11 颈动脉的解剖

颈动脉鞘是围绕颈内静脉、颈总动脉和迷走神经的筋膜包膜，见图2.3。它位于颈筋膜的三层之间颈动脉鞘必须切除，并保留其内神经血管组织。

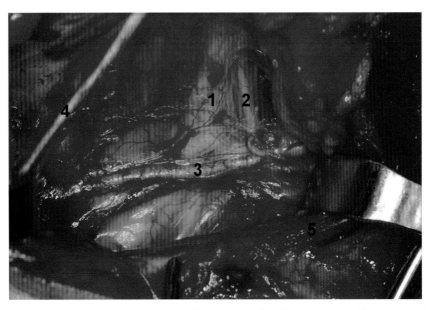

图4.40 锁骨上窝解剖标志的前面观。1，臂丛；2，膈神经；3，颈横动脉；4，锁骨上神经；5，向内下方牵拉的肩胛舌骨肌。

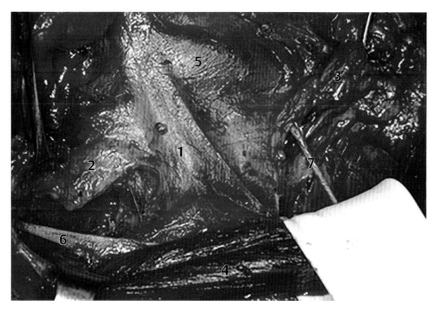

图 4.41 （右侧颈部）颈部功能性解剖的上、下分区之间组织桥的侧面观。1，上方表与下方标本之间的组织桥；2，标本的上部（颌下、颈内静脉上部和副神经上部区域）；3，标本下部（锁骨上区）；4，向外侧牵拉的胸锁乳突肌；5，颈内静脉；6，副神经；7，锁骨上神经。

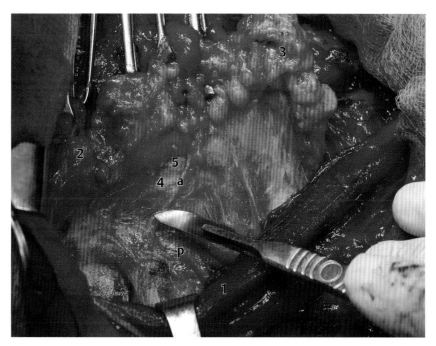

图 4.42 整个标本在胸锁乳突肌的前部（右侧颈部）。图中显示了颈丛的前（A）、后（P）两个分支。必须切断前支，才能继续向颈动脉鞘方向解剖。1，胸锁乳突肌；2，标本上部（颌下、颈上部和副神经上区）；3，标本下部（锁骨上窝）；4，颈动脉；5，颈内静脉。

　　这部分的解剖需要一个新的 10 号刀片和足够的张力。助手用止血钳夹住手术标本并向内侧牵拉，外科医生一只手用纱布垫向外侧推挤颈深肌。这使得颈动脉鞘可以在整个手术区域内完全暴露。

为了避免损伤重要的神经血管结构，在接下来的几分钟里，所有的动作都应该是精确和轻柔的。这包括助手、洗手护士和手术室巡回人员的所有动作。

　　手术刀在迷走神经上方沿着颈动脉鞘的整个

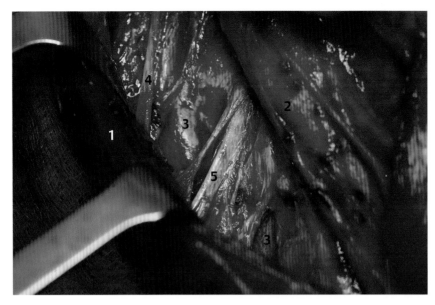

图 4.43　颈丛深支保留的侧面观（右侧颈部）。1，胸锁乳突肌；2，颈动脉；3，颈深肌肉；4，副神经；5，颈丛深支。

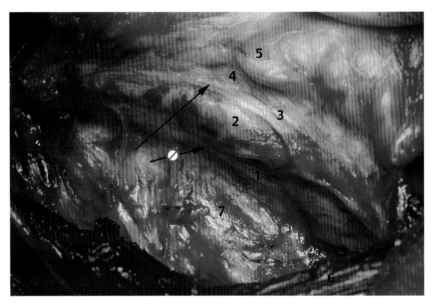

图 4.44　解剖应在颈动脉（箭头）的前方进行，避免损伤颈动脉后方的颈交感干。1，颈交感干；2，颈动脉；3，迷走神经；4，颈内静脉；5，标本；6，胸锁乳突肌；7，颈深肌。

长度切开（图 4.45）。迷走神经很容易在颈内静脉和颈动脉之间识别（图 4.46）。然后继续解剖，从颈内静脉上分离筋膜。这是通过不断使用刀刃沿整个颈内静脉长度上下沿壁的方式剥离实现的（图 4.47）。手术刀必须相对于静脉斜行移动，刀片背向静脉壁。这种操作方法加上施加在组织上足够的牵引力，使其非常安全和有效。通过刀刃的每一次运行后，筋膜可以逐渐从静脉中分离出来，直到颈内静脉完全从其筋膜覆盖中剥离出来（图 4.48）。

当解剖接近颈内静脉的内侧壁时，面静脉、舌静脉和甲状腺静脉出现（图 4.49）。它们应该被清楚地显露、结扎并离断，以完成颈内静脉的分离。其他较小的分支以及在颈内静脉解剖过程中经常发现的一些滋养血管可以凝扎，注意不要使用太接近颈内静脉壁的凝扎，以免发生穿孔，需要进一步修补。双极电凝在操作的这个阶段可能是有帮助的。

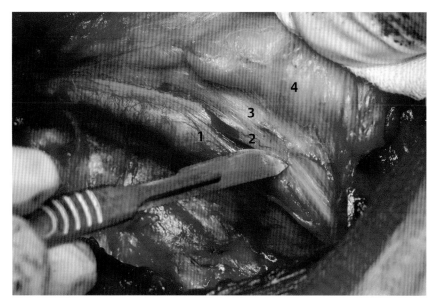

图 4.45　应该在迷走神经浅面切开颈动脉鞘。1，颈动脉；2，迷走神经；3，颈内静脉；4，标本。

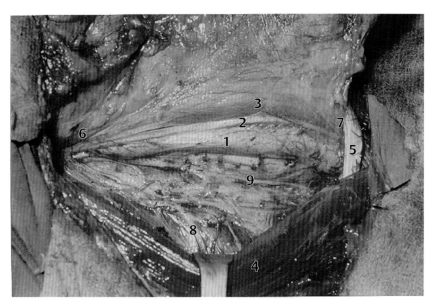

图 4.46　颈动脉鞘解剖（右侧颈部）。1，颈动脉；2，迷走神经；3，颈内静脉；4，胸锁乳突肌；5，肩胛舌骨肌；6，颈内静脉上皱襞；7，颈内静脉下皱襞；8，颈丛深支；9，膈神经。

　　颈动脉鞘的解剖有两个危险点，分别是解剖的上端和下端（图 4.46）。在这两个点上，为便于筋膜包膜的分离而施加的牵引力可能会产生颈内静脉壁发生折叠，而这种折叠在手术刀剥离时很容易被切开。我们把这两点称为起始皱襞，在进一步解剖颈静脉之前，应该先离断起始皱襞。外科医生必须非常谨慎，以避免在这些点上损伤静脉。

　　在颈部下半部，左侧胸导管的末端部分（图

4.50）和右淋巴管，也在解剖的边界内，必须予以保留。因为它们的解剖结构有多种变异，很难识别，而且因为淋巴管壁非常薄，很容易在正常的解剖手法中被打破，更多的时候只能在损伤后才被发现。外科医生必须意识到，由于功能性颈淋巴结清扫术保留了胸锁乳突肌，其术后淋巴漏的处理难度要远远大于根治性颈淋巴结清扫术。加压控制对于保留胸锁乳突肌的功能性清扫术的效果不如对根治

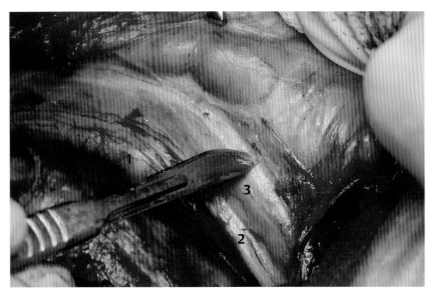

图 4.47 （右侧颈部）颈动脉鞘解剖。1，颈动脉；2，迷走神经；3，颈内静脉。

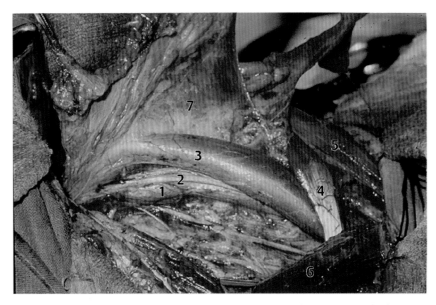

图 4.48 颈内静脉在颈动脉鞘内的解剖（右侧颈部）。1，颈动脉；2，迷走神经；3，颈内静脉；4，肩胛舌骨肌；5，胸骨舌骨肌；6，胸锁乳突肌；7，颈动脉鞘筋膜。

性颈淋巴结清扫术的效果。因此，术中对问题的认识和手术时的适当管理对于手术的成功必不可少。一旦损伤胸导管，必须使用周围肌肉、筋膜或脂肪组织包围进行缝合。有关胸导管处理的更多细节可在第 5 章中找到。

一旦颈内静脉的分支被离断，颈内静脉可以从其覆盖筋膜完全游离，继续在颈动脉内侧解剖直至带状肌。对标本施加的牵引力通常会使甲状腺上动脉前移，并进入解剖平面。当到达颈动脉分叉时，

要识别甲状腺上动脉，以免不慎损伤甲状腺上动脉（图 4.51）。标本最终与大血管完全分离，仅附着在带状肌上。解剖带状肌将彻底解剖分离颈部手术标本。然而，当把带状肌与原发肿瘤一起切除时，可把带状肌作为手术标本附在原发肿瘤上的一个蒂，整块切除原发肿瘤、带状肌及手术标本，这样就实现了原发肿瘤与手术标本的连续性。

一个功能性颈淋巴结清扫术的标本被经典地比作一只蝴蝶的两个翅膀和一个身体。身体由颈动脉

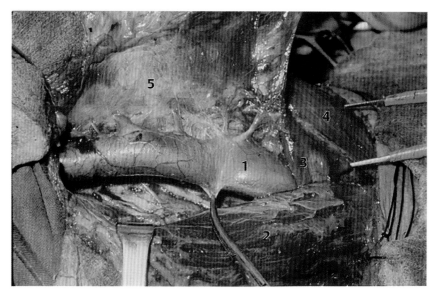

图 4.49 回流至颈内静脉内侧面的小静脉的侧面观（右侧）。1，颈内静脉；2，胸锁乳突肌；3，肩胛舌骨肌；4，胸锁乳突肌肉；5，颈动脉鞘筋膜。

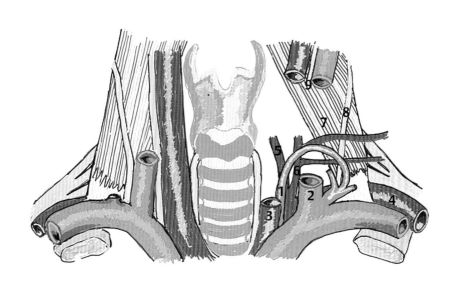

图 4.50 （左侧颈部）胸导管的颈部走行。1，胸导管；2，颈内静脉；3，颈动脉；4，锁骨下动脉；5，椎动脉；6，甲状颈干；7，前斜角肌；8，膈神经；9，迷走神经。

鞘形成，一个翅膀覆盖带状肌，另一个翅膀包括颈侧区清扫的内容物。

4.12 带状肌的解剖

虽然这被描述为手术的最后一步，但根据手术的需要和原发肿瘤的位置，它可以以不同的顺序进行。与其余的程序相反，这一水平的解剖是从内侧到外侧进行的。因此，于颈中线切开颈深筋膜浅层，上至手术野的边界，下至胸骨（图 4.52）。

然后从下面的带状肌中切除筋膜。从术野的上部开始，并继续向外侧和下方进行。在颈前静脉起点（舌骨水平）和解剖的下边界处结扎和离断颈前静脉，并游离胸骨舌骨肌和肩胛舌骨肌的筋膜（图 4.53）。通常先结扎和离断面总静脉、颈前静脉和变异的颈部浅静脉与深静脉的交通支（Kocher's vein），然后将标本从带状肌上完全解离下来。

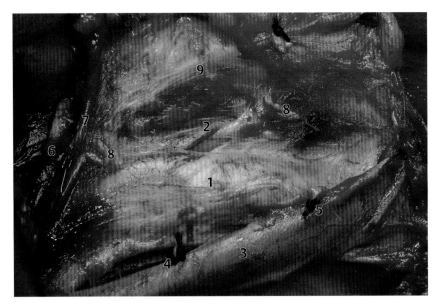

图 4.51 （右侧颈部）颈动脉鞘解剖完成之前甲状腺上动脉的识别。1，颈动脉分叉；2，甲状腺上动脉；3，颈内静脉；4，甲状腺－舌－面静脉或面总静脉（已结扎）；5，甲状腺中静脉（已结扎）；6，二腹肌和茎突舌骨肌；7，舌下神经；8，颈襻上支（已离断）；9，标本。

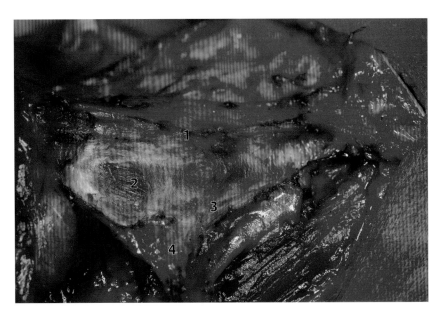

图 4.52 解离带状肌：首先于颈中线切开颈筋膜，然后将标本向外侧牵拉。1，中线；2，胸骨舌骨肌；3，颈前静脉；4，向外侧牵拉的标本。

4.13 关闭切口

图 4.54 和图 4.55 显示功能性颈部解剖完成后的颈部外观。我们想再次强调，功能性颈淋巴结清扫术与根治性颈淋巴结清扫术的区别，不在于保留的解剖结构，而在于通过筋膜平面进入颈部的理念。

手术进展到此时，需要仔细检查创面出血点和清点手术纱布。仔细止血是耗时的，但却是值得的（处理术后出血耗时更多）。整个创面用温盐水彻底清洗。最后，放置一个粗的引流管，分两层关闭创口。颈阔肌用可吸收缝线埋线缝合，皮肤用皮夹缝

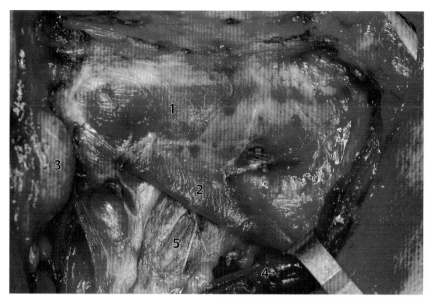

图 4.53　带状肌的解剖已经完成。1，胸骨舌骨肌；2，肩胛舌骨肌；3，颌下腺；4，胸锁乳突肌；5，最后的标本连接处。

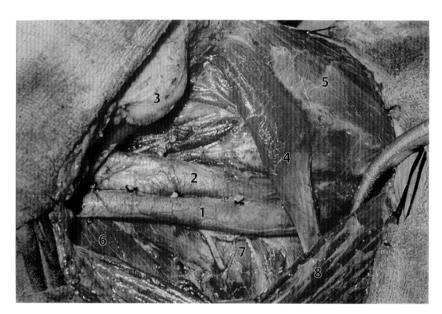

图 4.54　右侧功能性颈部解剖后的颈部。1，颈内静脉；2，颈总动脉；3，颌下腺；4，肩胛舌骨肌；5，胸骨舌骨肌；6，肩胛提肌；7，前斜角肌；8，胸锁乳突肌。

合。使用紧度适度的敷料，特别注意锁骨上窝，因为大多数血清肿发生于此处。

4.14 中央区的解剖

　　喉前、气管前和气管旁淋巴结构成颈部中央区淋巴结（Ⅵ区）。该区淋巴结主要位于气管食管沟内及喉返神经周围。对于甲状腺肿瘤、声门下癌和一些下咽癌必须将中央区淋巴结切除。另外，某些疾病需要将前上纵膈淋巴结同中央区淋巴结一并清扫。

　　这个区域的外侧边界是颈总动脉，下界为右

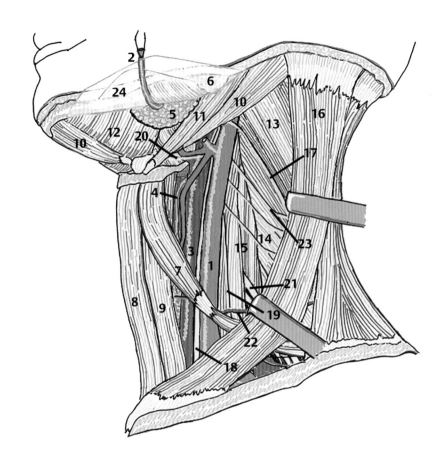

图 4.55　功能性颈淋巴结清扫术后的颈部。1，颈内静脉；2，已结扎的面静脉远端；3，颈总动脉；4，甲状腺上动脉；5，颌下腺；6，腮腺；7，肩胛舌骨肌；8，胸骨舌骨肌；9，胸骨甲状肌；10，二腹肌；11，茎突舌骨肌；12，下颌舌骨肌；13，头夹肌；14，肩胛提肌；15，斜角肌；16，胸锁乳突肌；17，脊髓副神经；18，迷走神经；19，膈神经；20，舌下神经；21，臂丛；22，颈横动脉；23，颈丛深支；24，面神经下颌缘支。

侧头臂干，左侧与右侧水平相近。解剖上边界为舌骨。然而，中央区淋巴结清扫很少高过环状软骨水平，尤其是在甲状腺癌治疗时，因为在这个水平以上转移的风险很小，并且通过甲状腺手术切口进行清除比较困难。

该方法首先解离同侧甲状腺叶。下咽癌或声门下癌需要将甲状腺叶与喉部整体切除。在甲状腺切除术中应识别喉返神经和双侧甲状旁腺。由于双侧喉返神经解剖不同，双侧的中央区解剖技术也不同。

在右侧，喉返神经斜向穿过中央区，并将其分成两个三角形（图 4.56）。第一步是沿着神经从上到下、从喉返神经入喉处解剖至中央区下界（图4.57）。甲状腺下动脉至甲状旁腺的分支血管会穿过神经的走行途径，使正确的解剖变得困难；因此，这些分支通常需要被结扎，甲状旁腺需要移植。完

全显露出喉返神经后就可以彻底清扫中央区下三角（外侧至喉返神经，下至头臂干下，内至气管和食管）的脂肪组织。然后识别外侧的甲状腺下动脉：甲状腺下动脉于颈总动脉后方进入中央区，发出分支至上位甲状旁腺，保留甲状腺下动脉至上位甲状旁腺的上行支血管，以保护上位甲状旁腺的血供。甲状腺下动脉将中央区的上三角分成两个新的三角（图 4.58）：第一个新三角位于喉返神经、甲状腺下动脉、颈总动脉之间。第二个新三角位于甲状腺下动脉、颈总动脉及其解剖范围上缘之间。清除每个三角内的脂肪组织，注意保护喉返神经和供应上位甲状旁腺的血管。

左侧的解剖要容易得多，因为喉返神经在气管食管沟内走行（图 4.59）。因此，在向下显露喉返神经后，区域内所有组织都可以向侧方牵拉。识别外侧的甲状腺下动脉，追踪并保护其供应甲状旁腺

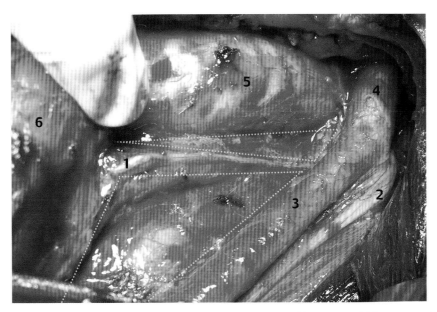

图 4.56 喉返神经将右侧中央区分成两个三角。1，喉返神经入喉；2，喉返神经汇入迷走神经；3，颈总动脉；4，头臂干；5，气管；6，喉。

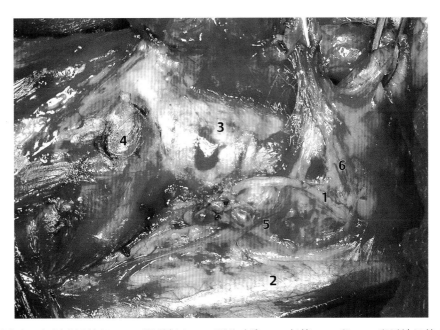

图 4.57 沿着右侧中央区解剖喉返神经。1，喉返神经；2，颈总动脉；3，气管；4，喉；5，喉返神经外上方标本；6，喉返神经内下方标本。

的血管分支。下位甲状旁腺的血供保留更加困难，必要时可予以切除、移植。最后，脂肪和淋巴组织被完全切除。

当原发肿瘤需要切除同侧半喉时，因为可以牺牲喉返神经，解剖要容易得多。然而，在任何情况

下务必恰当处理甲状旁腺。应至少努力保留上位甲状旁腺及其血供，必要时将下位甲状旁腺移植于胸锁乳突肌中。我们建议在移植任何来自颈部解剖区域的组织之前，使用快速冰冻病理确认其为甲状旁腺组织，排除潜在的转移可能。

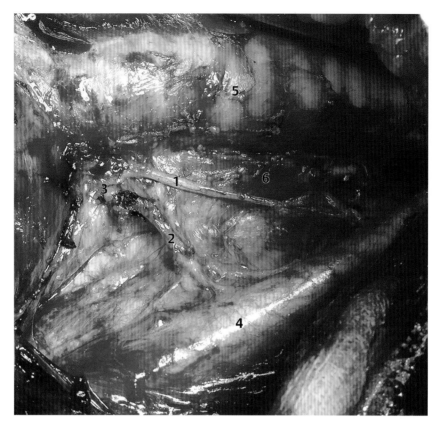

图 4.58　右侧中央区解剖后。1，喉返神经；2，甲状腺下动脉；3，上位甲状旁腺；4，颈总动脉；5，气管；6，食管。

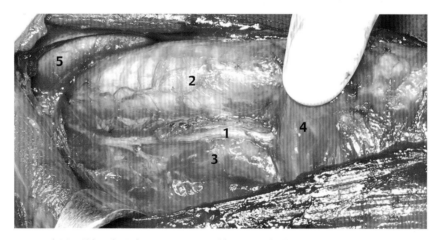

图 4.59　左侧喉返神经穿过中央区。1，喉返神经；2，气管；3，食管；4，喉；5，头臂干。

（赵徽　徐树建）

5

要点与盲点
Hints and Pitfalls

5.1 冷刀解剖与功能性颈淋巴结清扫手术入路

在外科医生使用冷刀穿过筋膜层时，会使得筋膜的游离更容易实现。在大多数手术步骤中手术刀是最好的手术工具，而在某些操作上却更青睐于手术剪的使用。使用手术刀可以在游离并掀起皮瓣以及解剖胸锁乳突肌、颌下窝、颈部深层肌肉、颈动脉鞘和带状肌的过程中非常顺畅。而在切除副神经、颈后三角和气管旁间隙的周围组织时使用剪刀则更为方便。这两种器械所针对的组织类型是不同的，手术刀适用于解剖更为坚韧的组织，如肌肉或血管（图5.1），而手术剪则更容易切除纤维脂肪组织（图5.2）。

当使用手术刀进行操作时，不仅需要对器械进行精准的操作，同时也需要助手的充分辅助。手术刀的刀片必须倾斜指向拟切除的筋膜组织，并远离肌肉或血管（为了防止刀刃损伤静脉及保护重要组织结构）。适当的方式是使用手术刀进行操作时必须在整个手术区域上下进行，避免在切割的结构上产生孔洞。刀刃更适合切割结构紧密的组织。因此，助手必须在术区提供足够的张力，以提高术者手术切除的效果。

5.2 频繁冲洗手术视野

清晰辨认术野中各层次结构是非常重要的。出血会掩盖视野并使组织结构辨认更加困难。在手术全程都要保证术野清洁。因此，频繁用温生理盐水冲洗术野可以有助于清洁术区（图5.3）。

5.3 分离皮瓣

将颈部皮瓣游离并提起后，颈筋膜浅层必须保持完整。这可能会给新手外科医生带来问题，他们通常发现很难保持此筋膜层的完整性。实现这一目标的最好方法是用手术刀游离颈阔肌的深面。不论何种形式的颈淋巴结清扫手术，颈阔肌都必须包含在皮瓣之内，因为它提供保护皮肤和协助愈合过程所需要的血液供应。正确的手术顺序是，标记皮肤切口，切开皮肤，切开颈阔肌，提起皮瓣，使颈阔肌深面一直暴露在视野中。如果在提起皮瓣的全程可以看到颈阔肌的肌纤维（图5.4），那就做到了保留颈筋膜浅层的目的。

5.4 耳大神经的定位

耳大神经用于识别术野上部的后缘。颈丛的这一分支从Erb点绕过胸锁乳突肌的后缘，近乎垂直向上至耳垂，分布于耳廓下部、腮腺表面和下颌角处的皮肤。手术过程中应尽可能保留耳大神经，以避免术后耳朵麻木。在神经前方切除胸锁乳突肌筋膜可以显露神经。这条线将作为手术解剖范围后缘的标记（图5.5）。

5.5 处理颈外静脉

颈外静脉起源于腮腺内部。通常由下颌后静脉

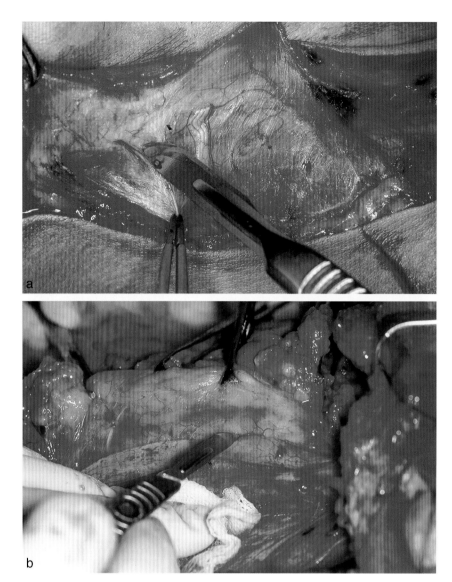

图 5.1　手术刀更适合解剖牢固的组织，如肌肉（a）或血管（b）。安全的冷刀解剖需要助手将组织牵拉，从而获得张力，如图所示。

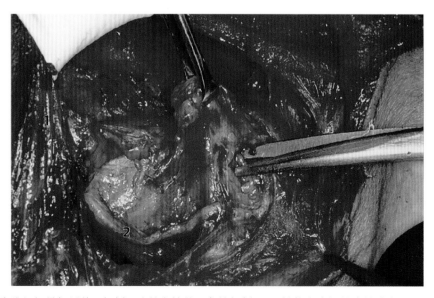

图 5.2　纤维脂肪组织最好用剪刀解剖。这是右锁骨上窝的解剖。1，被拉向中间的胸锁乳突肌；2，锁骨上神经。

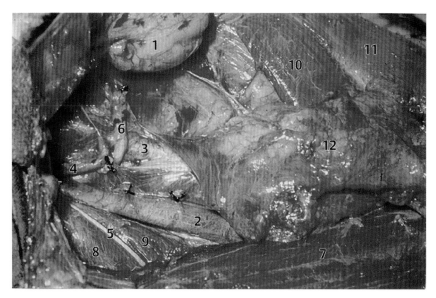

图 5.3 频繁冲洗术区可以更好地获得良好的解剖视野。1，颌下腺；2，颈内静脉；3，颈动脉；4，舌静脉；5，副神经；6，舌下神经；7，胸锁乳突肌；8，头颈夹肌；9，肩胛提肌；10，肩胛舌骨肌；11，胸骨舌骨肌；12，清扫标本。

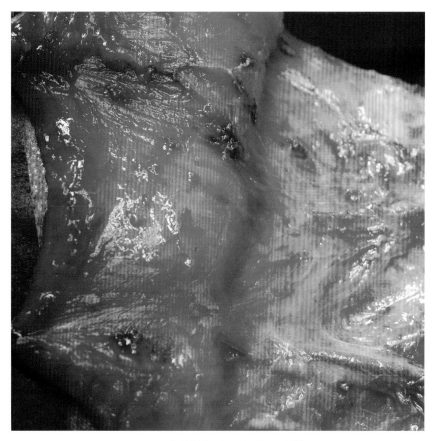

图 5.4 皮瓣掀起后可见颈阔肌纤维。

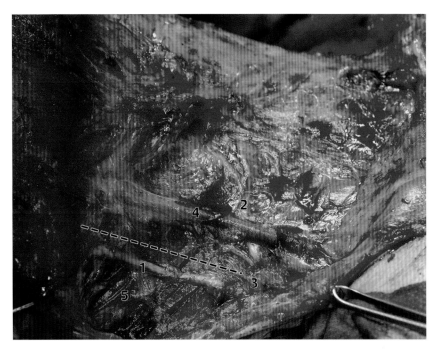

图 5.5　右侧耳大神经的显露与保护。耳大神经穿过胸锁乳突肌的外侧面从 Erb 点指向耳垂。在耳大神经前方切除胸锁乳突肌上的筋膜，以保留耳垂的神经支配（虚线）。1，耳大神经；2，颈丛横支；3，Erb 点；4，颈外静脉；5，胸锁乳突肌。

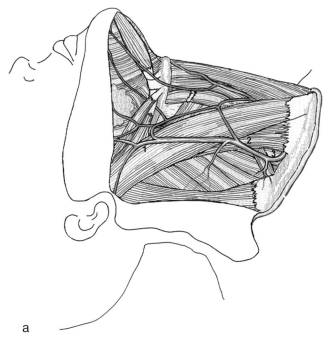

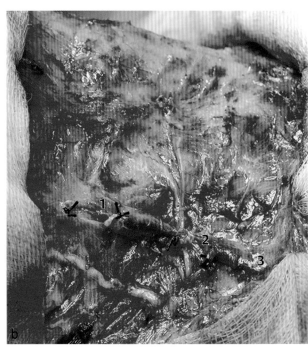

图 5.6　a、b. 颈外静脉必须在不同水平进行结扎。1，腮腺尾部，2，胸锁乳突肌后缘，3，锁骨上窝。

和耳后静脉汇合形成。垂直向下穿过胸锁乳突肌的表面，穿过位于锁骨上方的颈后三角筋膜。颈外静脉在颈部的走行过程中接受几条分支汇合后，终止于锁骨下或颈内静脉，参见图 2.12。

在进行功能性颈部清扫术时，可在手术的不同阶段找到颈外静脉，并需要在不同水平进行结扎和离断。在全功能性颈部清扫时，以下三个部位必须进行颈外静脉的结扎与离断，参见图 5.6 和图 4.10。从上到下，颈外静脉必须离断：①在进行术野上方的清扫时，在腮腺尾部离断；②在解剖胸锁乳突肌时，在胸锁乳突肌后缘水平离断；③在清扫颈后三角时，要在锁骨上窝的纤维脂肪组织内进行离断。

在进行颈外静脉与颈部其他大静脉的结扎时，应特别注意远端的静脉残端。静脉残端结扎不牢固不一定引起活动性出血，但也有可能会导致空气栓塞。

5.6 切开胸锁乳突肌筋膜

为了完整游离胸锁乳突肌周围筋膜，初始切口必须尽可能靠近肌肉后缘，同时需要保留术区上方的耳大神经（图 5.7）。这是因为该筋膜从胸锁乳突肌向前游离更容易操作。从肌肉后缘开始切除的方法不会残留筋膜组织，同时也便于将胸锁乳突肌从周围的筋膜组织中完全游离。

5.7 面神经下颌缘支

从美学角度来看，保留面神经的下颌缘支是极为重要的。下颌神经沿颈筋膜浅层的深面分布，并位于面前动静脉浅表。对新手外科医生来说，识别神经需要耗费较长时间，而且可能需要神经探测仪刺激以确定这一面神经细小分支的确切位置。

在颌下腺的下缘识别、结扎和离断面前静脉是简单而且安全的方法。如图所示，结扎面前静脉后，留足够长度后结扎，用止血钳夹住结扎线头并向上翻转，参见图 5.8 和图 4.19。尽管在这一操作中并不会看到面神经下颌缘支，但是它会随着皮瓣的翻转而被裹夹其中，从而避免被损伤。

5.8 保护颌下腺

如前所述，切除颌下腺并不是功能性颈淋巴结清扫术的常规手术步骤。当肿瘤原发于此处或颌下三角考虑有肿瘤转移时，则必须切除颌下腺。除此

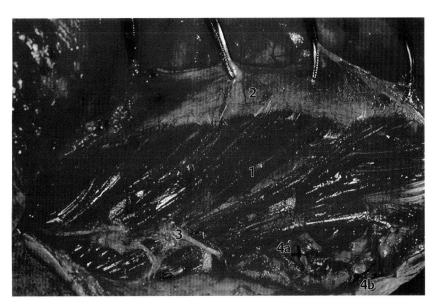

图 5.7 右侧胸锁乳突肌分离的侧面观。从胸锁乳突肌后缘（耳大神经前方）切开筋膜组织向前分离。注意在胸锁乳突肌后缘及锁骨上方结扎颈外静脉分支。1，胸锁乳突肌；2，从胸锁乳突肌上切除的筋膜组织；3，耳大神经；4，颈外静脉（4a，在胸锁乳突肌后缘结扎；4b，在锁骨上窝结扎）。

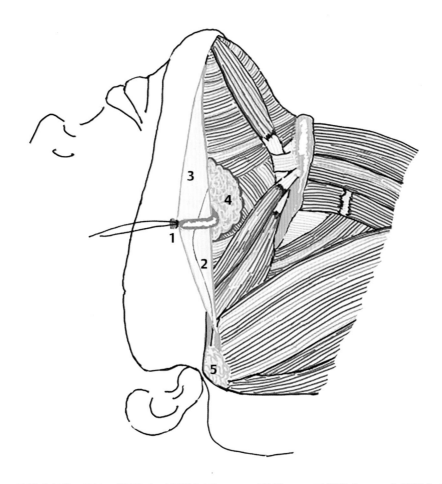

图 5.8　通过外翻面静脉来保护面神经下颌缘支（颈部右侧）。1，面静脉；2，下颌缘支；3，将筋膜向上牵拉；4，颌下腺；5，腮腺。

以外皆可保留。例如在喉癌和下咽癌，颌下区和颏下区（Ⅰ区）的淋巴结通常不会转移。此外，也没有必要经由颌下三角来解剖原发肿瘤。在进行保留颌下腺的功能性颈淋巴结清扫时，术野上缘必须按照前述章节所描述的步骤进行调整。

皮瓣掀起后，可通过术野上部的颈筋膜浅层找到颌下腺。然后在颌下腺下缘水平，沿腮腺的中线到尾部切除筋膜组织，并显露二腹肌前腹，可参考图 4.17 和图 4.18。然后将面静脉结扎和离断（图5.9），如之前所述保护面神经的下颌缘支向上翻转结扎近端，可参考图 4.19。下颌后静脉和颈外静脉也需要被结扎和离断。

进一步用拉钩将颌下腺（除非需要切除）向上牵拉，继续向下游离组织（图 5.10），然后解剖二腹肌及茎突舌骨肌（图 5.11）。

将肌肉与颌下腺一同向上牵拉，就可以显露下颌下腺窝的内容物（图 5.12）。这样，就可以在保留颌下腺的同时夹住并切除包含颈静脉上部淋巴结的纤维脂肪组织。接下来可以继续向内侧进一步连同颏下淋巴结一起切除完成颈部淋巴结清扫，但在可以保留颌下腺的肿瘤手术中很少有此必要。

进一步向下的分离方式无特殊，唯一的区别是保留了颌下腺。

5.9　舌静脉与舌下神经

舌下神经位于颌下三角，有数条舌静脉与之交叉，后者负责将舌区血供引流到颈内静脉（图5.13）。这些舌静脉的解剖分布是不可预测的，因此无法系统地解剖该区域。这些静脉壁薄而且接近舌下神经的主干，处理不好则容易引起麻烦的出血，这一区域必须小心解剖。在明确舌下神经位置之前，避免放置止血夹和结扎。双极电凝在这个手术阶段是有用的止血方式。

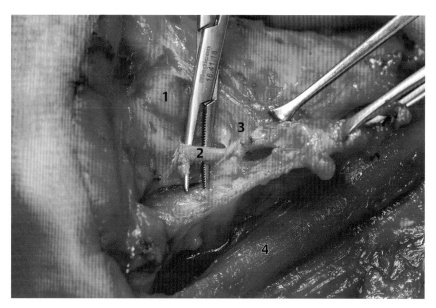

图 5.9　在颌下腺的下缘切开筋膜，结扎面静脉。1，颌下腺；2，面静脉；3，筋膜向下牵拉；4，胸锁乳突肌。

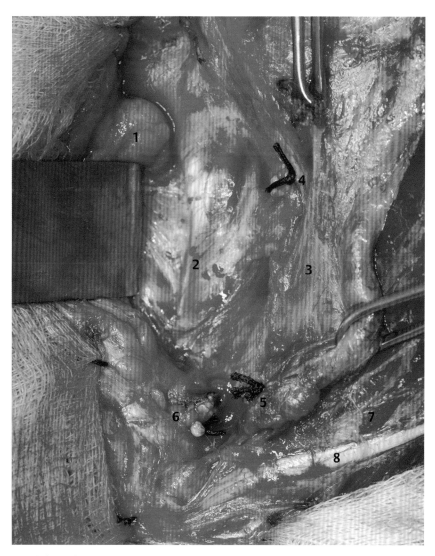

图 5.10　将颌下腺向上牵拉，清扫的组织向下牵拉，显露二腹肌和茎突舌骨肌。1，颌下腺；2，二腹肌和茎突舌骨肌；3，清扫组织；4，面静脉（近端残端）；5，颈外静脉（已结扎并离断）；6，腮腺；7，胸锁乳突肌；8，耳大神经。

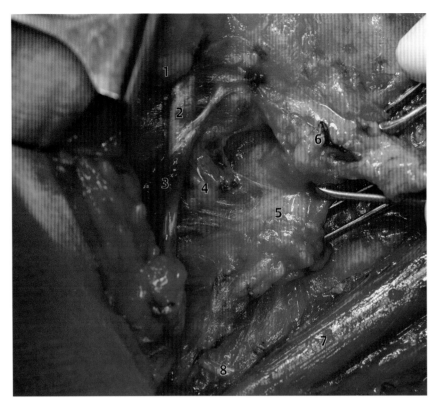

图 5.11 二腹肌与茎突舌骨肌已经完全分离。1，颌下腺（牵开后）；2，二腹肌中间腱；3，茎突舌骨肌；4，舌下神经；5，标本（向下牵拉）；6，面静脉（近端断端）；7，胸锁乳突肌；8，副神经。

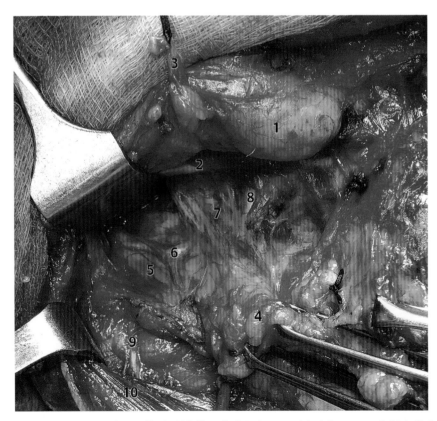

图 5.12 牵拉颌下腺和二腹肌后，切除上颈静脉区域淋巴脂肪组织。1，颌下腺；2，二腹肌和茎突舌骨肌（已牵拉）；3，面静脉（远端残端）；4，标本；5，颈内静脉；6，枕动脉；7，颈外动脉；8，舌下神经；9，副神经；10，胸锁乳突肌。

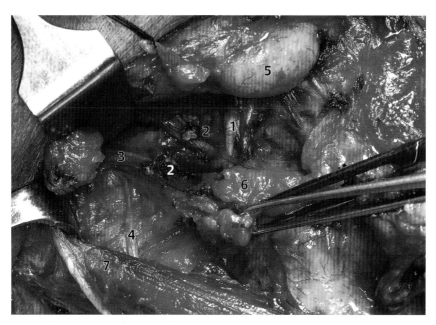

图 5.13 舌静脉被结扎或电凝止血，完全显露舌下神经。1，舌下神经；2，舌静脉；3，颈内静脉；4，副神经；5，颌下腺；6，标本；7，胸锁乳突肌。

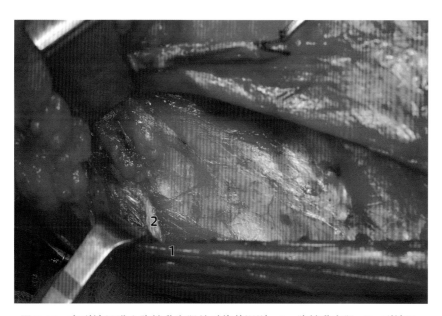

图 5.14 在副神经进入胸锁乳突肌处时将其识别。1，胸锁乳突肌；2，副神经。

5.10 副神经的识别

根治性颈淋巴结清扫术后最常见的主诉是副神经横断引起的肩部下垂不适。功能性颈淋巴结清扫术虽然保留了副神经，但术后的肩部功能并不总是正常的。解释这一矛盾事实，必须从支配肩部运动的因素，特别是颈丛对肩部运动影响的角度找原因。支配颈部深肌群的颈丛运动分支损伤可以解释保留副神经后的肩部功能障碍。颈丛对于斜方肌运动支配的可能性仍然存在争议，关于这一问题，在胚胎学、手术学和临床上仍无直接证据。

副神经必须在其进入胸锁乳突肌的位置被识别，参见图 5.14 和图 4.16。这一位置通常位于肌肉的上 1/3 和下 2/3 的交界处。在切除胸锁乳突肌内侧筋膜时，很容易找到副神经进入肌肉的部位。伴随神经的营养血管必须仔细灼烧，以避免过度刺激神经。

一旦在与胸锁乳突肌交汇的位置找到神经，神经会沿胸锁乳突肌向上走行至颈内静脉，参见图 4.27 和图 4.28。副神经通常出颈静脉孔后向后及向下斜行。副神经与颈内静脉的关系是存在变异的。在约 2/3 的病例中，神经通过浅静脉表面，而在剩下的 1/3 病例中神经则会通过静脉深面（图 5.15）

甚至跨越它（图 5.16）。

术者沿颈内静脉分离副神经时必须牢记这些重要的解剖信息。分离到达静脉后必须首先精确辨识颈内静脉的血管壁，然后再进一步游离副神经。否则，很容易损伤颈内静脉。

在颈静脉上部区域分离副神经时需要经过此处的纤维脂肪组织，手术刀并不适用，而手术剪则更

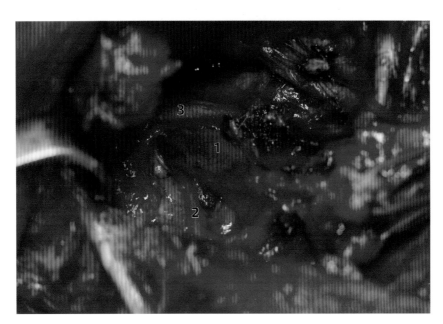

图 5.15　右侧副神经从后方穿过颈内静脉的侧面观。1，颈内静脉；2，副神经；3，枕动脉。

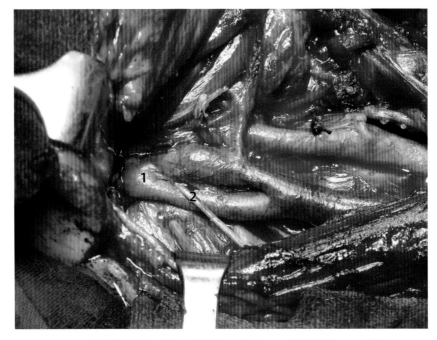

图 5.16　右侧副神经穿过颈内静脉的侧面观。1，颈内静脉；2，副神经。

为适合。完美清扫这一区域所有纤维脂肪组织的要点是将副神经与周围组织完全分离。这将有助于通过"副神经机动"（spinal accessory maneuver）从神经后方分离转移淋巴脂肪组织。

采用完全功能性颈淋巴结清扫术的入路，在颈后三角也可找到副神经。在这一区域操作时，患者的手术体位以及对清扫组织的牵拉可能会使神经从原来的位置移位。通常情况下，副神经与第2、3和4颈神经的交叉部位会轻微向前弯曲。为了避免在颈后三角损伤副神经，全面了解其解剖是必不可少的。

副神经从锁骨上三角的上角进入锁骨上三角，位于Erb点深面，并斜向后下方下降到斜方肌，参见图2.22。其走向通常与肩胛提肌后缘伴行。副神经并不易与颈丛的几个锁骨上支混淆，这些分支走行虽然相似但更为表浅，参见图5.17和图4.37。虽然电刺激在手术过程中并非必需，但有助于外科医生确认副神经在颈后三角的位置。

5.11 "副神经机动"

Osvaldo Suarez 提出"副神经机动"一词，指将颈静脉上部副神经周围的纤维脂肪组织通过神经下方传递，与其余标本一同完整切除，参见图5.18和图4.31。

将副神经从胸锁乳突肌与颈内静脉之间全程完全游离后，位于神经前后的组织就得以从头夹肌和肩胛提肌内侧切除（图5.18a）。从深层肌肉平面上进行切除后，将组织通过神经下方拖出，便可与其余标本一同移除（图5.18b）。在这个过程中，还有两个要点有助于接下来的操作：

（1）通过神经下方拖出的组织位于颈内静脉最上方的部分也应当完全游离（图5.18b，图5.19）。这有利于之后解剖颈动脉鞘。

（2）"副神经机动"完成后，继续在胸锁乳突肌前，向下方解剖几厘米。保持胸锁乳突肌向后牵拉，使用10号刀片切除位于副神经入口以下的组

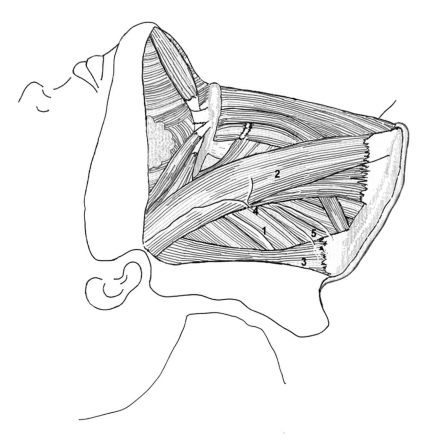

图 5.17　颈后三角内副神经与颈丛分支的关系。1，副神经；2，胸锁乳突肌；3，斜方肌；4，Erb点；5，颈丛的锁骨上支。

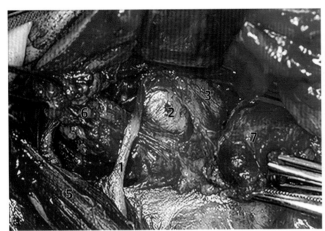
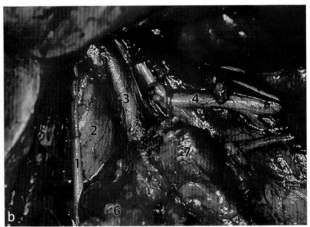

图 5.18 颈部右侧的副神经机动。a. 从肌肉深面清扫副神经上部的纤维脂肪组织。b. 切除的淋巴组织经由神经下方与颌下区组织连接。1，副神经；2，肩胛提肌；3，颈内静脉；4，舌下神经；5，胸锁乳突肌；6，副神经上部标本；7，颈静脉上部及颌下区组织。

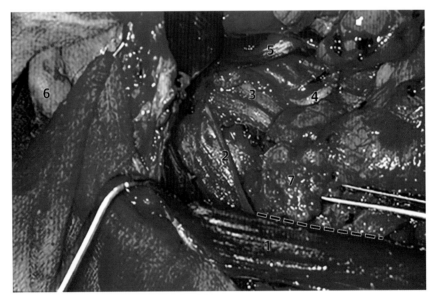

图 5.19 完成"副神经机动"后，切除右颈的颈内静脉上部标本。最终的切除范围在副神经下方组织（虚线）。1，胸锁乳突肌；2，副神经；3，颈内静脉；4，舌下神经；5，二腹肌；6，耳垂；7，颈静脉上部和副神经区标本。

织，直到显露下方的肩胛提肌（图 5.19，图 5.20）。这一操作位于 Erb 点水平以下，有助于稍后进行的深层肌肉解剖。

5.12 颈横血管

颈横动静脉是构成颈后三角的重要解剖标志。颈横动脉是甲状颈干的分支之一，甲状颈干的分支种类与方式有很多变异，参见图 4.39. 尽管如此，多数情况下，会有至少一个分支在斜方肌与臂丛前方横向穿过颈部（图 5.21）。

颈横动静脉通常有静脉伴行。两者都存在于锁骨上窝的纤维脂肪组织中，通常在功能性颈淋巴结清扫术中可以保留。尽管如此，锁骨上窝内有一个从甲状颈干分出的不规则的颈升动脉，此分支通常必须结扎离断，以便于进行彻底的锁骨上窝清扫。颈

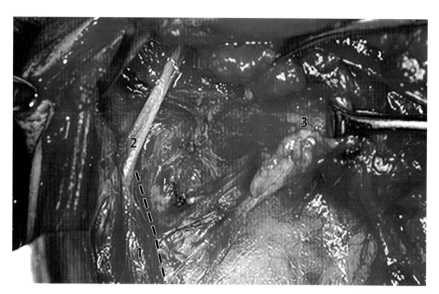

图 5.20　进行锁骨上区清扫之前，在胸锁乳突肌下方（虚线）进行最后的切除。切除范围要到副神经下方 2 cm 左右，并深入肩胛提肌。1，胸锁乳突肌；2，副神经；3，副神经上部标本。

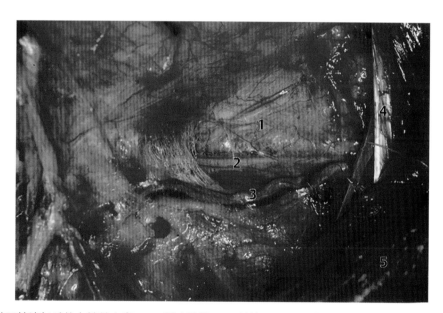

图 5.21　完成淋巴结清扫后的右锁骨上窝。1，颈动脉鞘；2，膈神经；3，颈横血管；4，肩胛舌骨肌；5，胸锁乳突肌。

升动脉可来自甲状腺下动脉或颈部底部的其他动脉，通常会有多个分支。

5.13　颈丛分支的保留

如前所述，颈丛与副神经存在重要的交通支。第 2 颈神经的分支通常在副神经进入胸锁乳突肌之前与之连接。第 2、3、4 颈神经的分支同样与副神经交通（图 5.22）。虽然颈丛和副神经的交通支被认为是感觉神经，但相关手术证据表明，保留颈丛可以改善肩部功能。

为了保留颈丛与副神经的交通支，有必要彻底全面了解颈丛的解剖。颈丛由第 2、3、4 颈神经的腹侧支形成，有时也会来自第 1 颈神经（参见第 2 章）。这种神经网络有浅表/皮支和深支两种类型。浅支产生于第 2、3、4 颈神经之间的一系列回路。

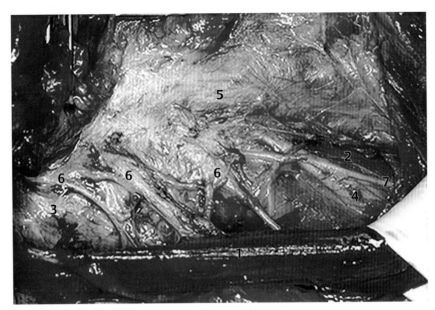

图 5.22　右侧颈部，保留颈丛的深部分支。1，胸锁乳突肌；2，前斜角肌；3，肩胛提肌；4，臂丛；5，颈动脉鞘；6，颈丛深支；7，膈神经。

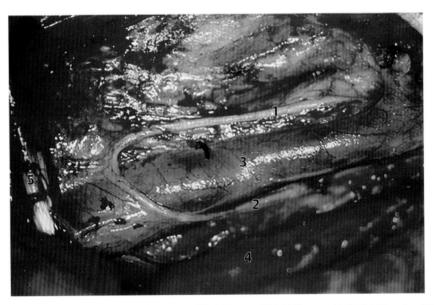

图 5.23　左侧颈部的颈襻。1，颈襻上根；2，颈襻下根；3，颈内静脉；4，胸锁乳突肌；5，肩胛舌骨肌。

位置最恒定的是枕小神经、耳大神经、颈横神经和锁骨上神经。其中一些感觉分支在手术过程中会被切断。

　　另一方面，除了对胸锁乳突肌和斜方肌的支配仍然存在争议，颈丛深支大部分是运动神经。颈丛深支包括舌下神经襻 / 颈襻（图 5.23）、膈神经（图 5.21）和支配颈深肌群的分支（图 5.22）。除了走行不同的颈襻，颈丛深支的解剖应止于神经表面以便

于保留。颈丛浅支的解剖应远离深支自颈神经主干的发出点（图 4.42）。通过在肩胛提肌的中部水平保留颈深筋膜，可以保护肩胛提肌的运动功能，因为血管神经丛由此进入肌肉。

5.14 保护膈神经

　　膈神经是颈丛的深支，也有部分来自臂丛。它

通常源于第 3、4、5 颈神经，参见图 2.25。神经向下走行，在前斜角肌浅面有轻微的内侧倾斜。直接走行于肌纤维表面，在其与上覆筋膜之间，即颈筋膜的椎前层（图 5.21、图 5.22），另参见图 4.40。膈神经控制同侧膈肌的运动。

避免损伤膈神经的最简单方法就是在前斜角肌水平保留颈筋膜的椎前层（即椎前筋膜）。这样可以使膈神经受到筋膜层的保护。当解剖至接近颈动脉鞘时，必须远离膈神经根部切断颈丛的表浅分支，以保留颈深神经及膈神经的解剖与功能完整性。

5.15 交感神经干

颈交感链由交感干连接 2～4 个神经节组成。交感干位于膈神经内侧、颈动脉鞘后方。在解剖颈动脉鞘的过程中，如果在深层肌群向内侧解剖过于深入则有可能看到，参见图 5.24 和图 4.44。此时交感干可能被误认为是迷走神经，而实际上，迷走神经位于颈动脉与颈内静脉之间的颈动脉鞘内前方，而不是颈动脉鞘内的后方。准确了解这一区域的解剖对于防止损伤交感神经干是很重要的。

辨别交感干的基本参考标准是其与颈动脉后壁的密切关系，以及它位于其他颈部神经的内侧。与膈神经不同，交感干并不位于前斜角肌上方，而是位于其内侧。

5.16 分离颈内静脉的危险点

保留颈内静脉是功能性颈淋巴结清扫术的主要优点之一。通常这并不是一个困难的操作步骤，然而还是有一些细节有助于完成这一重要结构的解剖。

我们更推荐在这一手术阶段使用手术刀，这通常看起来非常"危险"。然而，我们的经验是，如果能正确地操作，刀片解剖颈动脉鞘是切除这一区域淋巴组织最有效、彻底和安全的方式。

必须仔细遵循本章前述的使用手术刀进行分离的基本安全规则。必须对所有组织施加足够的张力。术者及其他人员必须温柔操作。刀刃的方向必须斜对着颈内静脉壁（图 5.25）。最后，从锁骨到乳突的静脉全长都必须进行连续分离。

尽管如此，每次解剖颈动脉鞘时通常都会发现两个危险点，它们位于颈内静脉解剖范围的两端。我们称其为"两个初始褶皱"，因为这里的静脉壁会因为牵拉标本而形成褶皱（图 5.26 和图 5.27）。在进一步解剖颈动脉鞘之前，这两处褶皱处的标本必须小心移除，以避免损伤颈内静脉。要牢记静脉

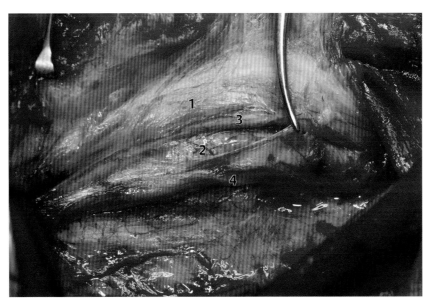

图 5.24 交感干位于颈动脉鞘后方，而迷走神经位于颈内静脉与颈动脉之间（右侧颈部）。1，颈内静脉；2，颈动脉；3，迷走神经；4，交感干（与筋膜一起被牵开）。

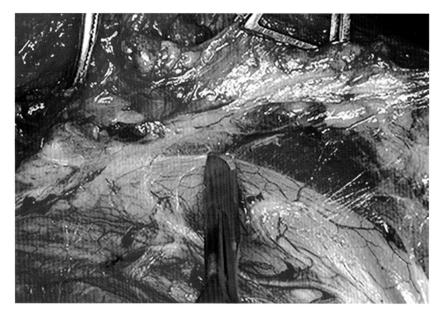

图 5.25 手术刀的恰当操作位置对于安全解剖颈内静脉至关重要。

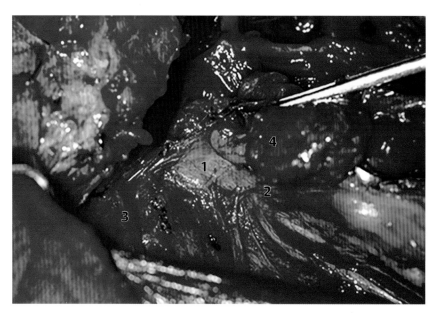

图 5.26 右侧颈部，颈内静脉处的颈动脉鞘上褶皱。为了便于在这个层面解剖，完成副神经机动后，从颈内静脉上方切除标本。1，颈内静脉；2，上褶皱；3，副神经；4，来自副神经上部的标本。

壁的褶皱对锋利器械（手术剪、手术刀）的刀刃特别敏感。因此，在这些区域操作时必须极为小心。

如果采用前述的"副神经机动"技术清扫副神经上方组织，那么上褶皱可能并不明显（图 5.18b，图 5.19，图 5.26）。下褶皱通常位于肩胛舌骨肌与颈内静脉交叉的水平（图 5.27a）。事实上，肩胛舌骨肌是形成静脉褶皱的重要原因。因此，如果因为原发灶位置需要切除肩胛舌骨肌，就可在此时切断

肌肉以便于解剖颈动脉鞘下部。而当要保留肩胛舌骨肌时，将其向下牵拉可以更好地暴露颈内静脉下部，从而有利于下褶皱的解剖（图 5.27b）。

颈内静脉两端被游离后，必须沿着静脉全长进行解剖，并用手术刀沿着被拉紧的静脉壁上斜行切除。随着向静脉内侧的游离，可以发现一些静脉分支。小分支可以在注意不损伤颈内静脉壁的前提下进行烧灼，而较大的分支则需要结扎和离断（图 5.28）。

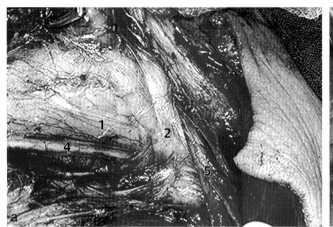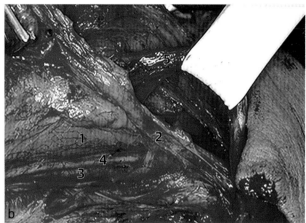

图 5.27　颈动脉鞘剥离的危险点。右侧颈部的颈内静脉下褶皱。a.下褶皱位于肩胛舌骨肌与颈内静脉交叉处。b.牵拉肩胛舌骨肌有助于下褶皱处的解剖。1，颈内静脉；2，下褶皱；3，颈动脉；4，迷走神经；5，肩胛舌骨肌。

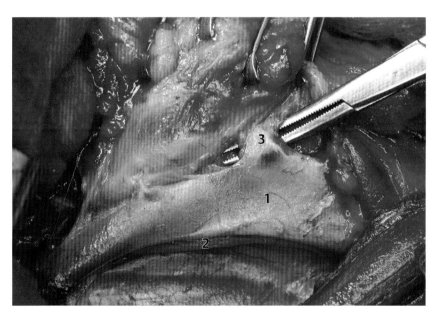

图 5.28　右侧颈部，甲状腺中静脉汇入颈内静脉。1，颈内静脉；2，迷走神经；3，甲状腺中静脉汇入颈内静脉。

5.17 胸导管

　　位于颈部底部的大淋巴管分别是左侧的胸导管和右侧的淋巴导管（参见图 4.50）。右淋巴导管并不是颈淋巴结清扫手术中常见问题的来源。但是术中损伤胸导管，则可导致持续性乳糜漏，而这是功能性颈清手术难以解决的并发症。为了减少乳糜漏而经常采用的压迫策略也由于胸锁乳突肌的保留而导致疗效欠佳。因此，在手术过程中早期识别淋巴漏，对于在关闭切口前修复损伤至关重要。准确了解胸导管颈部入路是避免术后问题的基础。

　　胸导管的汇入点有很多变异，可能汇入颈内静脉、锁骨下静脉或静脉角。所有这些变化，以及脆弱的导管薄壁，都导致在手术中对其造成伤害。

　　避免胸导管损伤的最好办法是除非绝对必要，

否则不要靠近左侧的颈部底部进行操作。当必须解剖到左侧颈部的最低处时，术者必须考虑到颈内静脉和锁骨下静脉交界（静脉角）处的胸导管解剖变异。如果需要结扎胸导管以便清扫颈内静脉末段水平的组织，必须在结扎时包含其他组织，以避免缝合时损伤胸导管的菲薄管壁。因此，胸导管所在区域连同肌肉、筋膜或脂肪组织一同用 3-0 无创伤线缝合。

无意中损伤胸导管时，可以看到颈部底部明显的淋巴液。术中必须辨识并修复这种情况。看到典型的透明并略带黄色的液体，略带有脂肪颗粒，就可以肯定地确认存在胸导管损伤导致的淋巴漏。在这种情况下，必须识别和修复胸导管损伤处的开口，如前所述要包含周围的额外组织进行结扎。误伤胸导管后无法找到损伤处的情况并不少见。此时必须缝合出现淋巴液的颈部底部组织，要包含足够多的组织以阻止渗漏。修复后必须对该区域进行预防性检查，以确保不再有渗漏。请麻醉医生暂时增加肺压可能有助于确定胸导管的破损开口，也可以评估淋巴漏的修复情况。

虽然右侧的淋巴导管很少出现损伤，一旦发现右侧乳糜漏也必须采取同样的处理原则。

（杨为戈　姬传磊）

6

颈部手术并发症
Complications of Neck Surgery

6.1 引言

颈部手术后的并发症对患病率统计和医疗费用有重要的影响，它们会使得住院时间延长、需要进一步手术、留下永久的后遗症，甚至导致死亡。衰老，营养不良，由于酗酒和吸烟导致的呼吸系统、心血管系统和其他系统的慢性疾病是大多数上消化道、呼吸道肿瘤患者的常见致病因素。化疗和放疗后的补救性手术是目前严重并发症的主要来源。

很难判断并发症是否与颈淋巴结清扫术直接相关，也很难将其与原发性肿瘤切除术产生的相关并发症区分开来，因为这两种手术通常是同时进行的。本章将详细阐述与颈淋巴结清扫术特异性相关的并发症。

与功能性和选择性颈淋巴结清扫术相关的颈部并发症包括：
- 局部并发症
  感染
  浆膜血肿
  伤口裂开
  乳糜漏
- 血管并发症
  出血
  血管破裂
- 神经损伤
  副神经
  膈神经
  舌下神经
  迷走神经

喉返神经
交感神经干
面神经下颌缘支
臂丛

与功能性和选择性颈淋巴结清扫术相关的一般并发症包括：
- 肺部并发症
  肺炎
  肺栓塞
- 应激性溃疡
- 脓毒症
- 甲状旁腺功能减退
- 其他

6.2 颈部并发症

6.2.1 局部并发症

感染和浆膜血肿

功能性和选择性颈淋巴结清扫术后发生感染是不常见的，发病率大约为3%，常与血肿形成有关。当颈淋巴结清扫术与上呼吸道、消化道的开放手术一起进行时，感染发生率会更高。大多数的伤口感染与喉头切除术后发生咽瘘有关。通过严谨的无菌操作、轻柔的组织处理、冲洗和恰当地放置引流管，感染可以得到有效的预防。结扎或电凝止血后的残留物形成的坏死组织是细菌最容易定殖生长的地方。血肿和皮下积液常与伤口感染相关，因为它们可以作为细菌生长的理想培养基。放置引流管可有效降低血肿和皮下积液的发生率。

血肿和皮下积液通常是由于手术中止血不充分、凝血障碍、引流管阻塞或引流管位置放置不当造成的。任何防止死腔和血肿形成的有效措施都有助于减少感染。在颈淋巴结清扫术后，我们通常在颈部两侧各放置一根引流管。术后应立即检查引流管是否引流通畅，术后早期也应定期检查。需要气管切开的患者在留置引流管时，气管与皮肤的缝合不紧密将会导致颈部切口处开放而无法形成真空，这样就会使得血液聚积并最终引发感染。根据引流量的多少，引流管可在术后第 2 天或第 3 天拔除。如果这样操作后仍然形成积液，可以通过针吸、伤口引流的方法促进其消散，也可以继续观察让其逐渐吸收。及时引流将会减少细菌感染的机会。

在不需要打开上消化道、呼吸道的手术中，功能性颈淋巴结清扫术被认为是一种清洁的外科手术，围手术期使用抗生素对预防感染没有获益。虽然对于单纯颈淋巴结清扫术，预防性使用抗生素不是降低感染率的关键，但是，预防性使用抗生素对降低某些手术的感染率非常重要。可根据个人的偏好选用覆盖需氧菌和厌氧菌的不同抗生素组合。抗生素的剂量、给药时间和种类也取决于个人偏好，而且每个机构的情况也不同。

当患者出现高热、寒战、精神萎靡、（术区或引流液）异味和皮瓣肿胀或水肿时，应考虑存在感染。通常通过一个单独的小切口，或在皮肤原切口上开一个有限的窗口就足以排出血清肿，并可防止皮瓣进一步上浮导致的皮瓣坏死和降低大血管暴露的风险。

伤口裂开

伤口裂开与切口设计不当或感染有关。手术前应设计好切口的恰当位置。切口的位置和长度应利于充分暴露，从而最大限度地减少术中对切口的过度牵拉。应小心保护皮瓣，尽量不使用拉钩直接牵拉或电刀烧灼。在整个手术过程中，我们通常将湿纱布垫固定在皮瓣上以保护皮肤，避免直接牵拉皮缘。切口线应顺着皮纹，避免与之交叉，从而达到美容效果，避免术后形成额外的瘢痕。用亚甲蓝或外科手术笔标记有利于长切口在缝合时做适当调整，这样不会有产生额外瘢痕的风险。

在曾接受过放射治疗的患者中，仔细的皮肤对合和皮下缝合对于避免因放射引起的伤口裂开是非常重要的。当患者接受大剂量的照射而引起皮肤萎缩时，最好采用褥式缝合，并在缝线和皮肤之间放置橡胶导管以降低缺血和皮肤坏死引起的张力。

乳糜漏

乳糜漏是一种不常见的并发症，据报道发病率为 1% ～ 2.5%，在左侧颈部发生率更高。手术中在结扎胸导管时，应该用肌肉、筋膜或脂肪组织将其包绕，以避免结扎线切开它的薄壁。结扎后，必须仔细检查左颈的下部是否有乳糜液蓄积。请麻醉医生增加胸腔内的压力并将患者置于 Trendelenburg 位（即头低足高位），这有助于在术中识别胸导管区域的乳糜漏。需要注意的是，大多数术后出现乳糜漏的患者在术中已经发现并且当时看起来已经得到控制。

可以通过在引流管中出现乳白色的液体来判断乳糜漏。这通常在手术后开始的 5 天内很明显。可以通过测定引流液中甘油三酯的含量（通常超过 100 mg/dL）来确认的乳糜来源。当怀疑有乳糜漏时，应当进行饮食调整。通常推荐低脂饮食，无论是肠内还是肠外，因为中链甘油三酯可被直接吸收进入门静脉循环中，避免经过胸导管。同时建议头高位、反复抽吸以及加压包扎。然而需要注意的是，在功能性和选择性颈淋巴结清扫术中保留胸锁乳突肌不利于有效压迫。据报道，乳糜的每日渗漏量从 80 ～ 4 500 mL 不等。当超过每日 500 mL 时，通过非手术治疗的方法是不太可能纠正的。

如果保守治疗无效，则应手术探察颈部下段。在术前试着给予患者高脂肠内饮食，使乳糜浓稠，有助于术中对乳糜漏的识别。

6.2.2 血管并发症——出血

颈淋巴结清扫术后出血并不是常见的并发症。但出血发生时，重要的是确定出血是由浅表的小血管引起的，还是由更重要的深部血管引起的。浅表血管出血通常是鲜红的，它不会使皮瓣肿胀，而且往往会随着轻微的外部压迫或在出血点周围缝一针而止血。广泛的渗血在几个小时内可达到 500 mL。另一方面，如果出现皮瓣肿胀，或者在不到 30 分钟的时间里引流器内的血液量超过 250 mL，则表明出血更为严重。

根据我们的经验，功能性和选择性颈淋巴结

清扫术后最常见的静脉出血来源于腮腺尾部的下颌后静脉、锁骨上窝的横颈静脉分支和流入颈内静脉的小静脉。当将腮腺尾部一并切除时，应解剖出下颌后静脉并结扎。在解剖Ⅳ区和Ⅴ区下部时可能会无意中切断颈横静脉的小分支。当患者的血压较低时，在术中被切断的静脉的下残端可以向后回缩而不出血。当患者从麻醉中苏醒来时，咳嗽和腹压增加可能会导致出血。在分离颈动脉鞘的过程中，颈内静脉的小分支被切断时也可能发生同样的情况，特别是那些位于颈静脉后部的分支。

为了明确术中未被发现的静脉出血的任何可能的来源，一个很重要的做法是在手术结束时用生理盐水冲洗术区，并要求麻醉医生增加静脉压力，使未被发现的破裂静脉出血。如果在术中使用止血夹，冲洗时必须小心，避免止血夹意外移位导致塌陷的静脉因静脉压突然增加而出血。另一方面，对于直接流入颈内静脉的小静脉，结扎比电凝更好，特别当它们在靠近颈内静脉壁的位置被切断时，因为电凝形成的坏死组织在术后晚期可能会再次出血。那些以前接受过放射治疗的患者在使用电凝时应该特别注意。

动脉出血在手术中比静脉出血更明显。通常继发于结扎线的松动或脱落。在我们的经验中，动脉出血最常见的来源是喉上动脉和甲状腺下动脉。

当术后不久疑有出血时，应首先确保充足的血容量补给和维持气道通畅。随后，患者应被送进手术室，在无菌、照明良好、材料充足的条件下进行颈部术区探查。需清除血凝块，消除血肿，同时冲洗术区以利于找到出血的血管并降低感染风险。不建议使用压力性的敷料，因为其虽然可减轻术后水肿，但不能阻止血肿的进展，实际上可能会影响我们及时发现血肿。

6.2.3 血管破裂

在大多数情况下，这种突发的并发症与颈淋巴结清扫术无关，而是与原发肿瘤手术引起的其他问题相关，尤其是咽瘘。这种并发症在喉癌和下咽癌患者的手术治疗中很常见。唾液持续漏进伤口可能会产生继发感染和坏死，最终可能导致颈部的主要血管破裂。其他因素，如营养不良、糖尿病和既往放射治疗增加了局部感染和瘘管形成的风险，从而

增加了血管破裂的风险。伤口的任何出血都应该被认为是警告信号。如果持续出血并出现咽瘘，则建议对颈部进行手术探查。

血管破裂发生在颈动脉时尤为严重。这是一种致命的并发症，无论对于患者及其家属，还是对于治疗团队来说都是一种可怕的经历。另一方面，颈内静脉破裂虽然严重，但很少有致命的后果。在颈内静脉破裂之前常有较轻程度的出血。不应试图通过使用止血钳在床边进行止血，因为这通常会导致血管进一步破裂，特别是在那些继发于咽瘘的感染病例中。这时必须确保气道通畅，建立通畅的静脉输液管道，并在保持血压稳定的同时采集交叉配型的血样。控制颈动脉或颈内静脉的大出血应在手术室内有充足的人员和手术材料以及良好监护的条件下进行。

颈动脉的探查应从尾侧开始，直至找到正常的动脉壁。一定要接受颈总动脉结扎导致的神经系统后遗症，因为颈动脉破裂区域几乎不可能存在正常的血管壁，所以无法修复。另一方面，即使双侧颈部均进行手术，一侧颈内静脉结扎也不会引起严重的副作用，因为对侧静脉的通畅确保了所属血液的回流。当两条静脉同时结扎时，情况则会发生变化。可在手术后几小时内出现显著的面部水肿和脑水肿。这时必须让患者保持45°半坐位，避免加压包扎，维持体液和电解质平衡，并监测中心静脉压。脑水肿是一种严重的并发症，会引起进行性神经功能缺陷并可能导致昏迷。患者必须被送到重症监护室精心看护直到建立正常的循环。经常按摩有助于侧支循环的建立，从而可以缓解长期的面部水肿。这种操作在先前接受过放射治疗的患者中尤其重要，因为放射治疗使他们正常的循环受损得更严重。

6.2.4 神经并发症——副神经

根治性颈淋巴结清扫术后会出现副神经的功能障碍以及随之而来的肩痛，促使人们在治疗头颈部癌患者的颈部转移灶时使用更小创伤的技术。不幸的是，神经保持完整并不意味着神经功能保持完好。术中应尽一切努力避免对神经造成不必要的损伤，特别是避免在神经附近牵拉或使用电刀。斜方肌是外展肩关节最主要的肌肉之一。副神经损伤会导致斜方肌失神经支配，这会引起所谓的"肩综合

征"*，其特征是疼痛、耸肩无力、肩胛带畸形和不能将肩外展超过 90°。

肩综合征不仅会在副神经损伤后出现，而且当其与颈丛的交通吻合被中断时也会出现。副神经与颈丛某些深支之间交通吻合的作用在文献中被广泛讨论。尽管大多数解剖学教科书都强调这些交通支属于感觉支，但外科证据显示颈丛参与了肩部的运动支配。Maubrac 分支** 可能参与了肩部的运动支配，虽然并不是每个人都存在这个分支。这种分支有时以优势支的形式出现，另外有 2 ～ 3 个较小的分支连接副神经。当这些神经可以被看见时，只要它没有受到肿瘤侵犯，就应该尽一切努力去保护它。副神经在进入肌肉前经常发出分支，术中必须保留所有分支以获得最佳的肩部功能。

一项专门针对颈淋巴结清扫术中保留或者切断副神经后的疼痛和生活质量问题的研究发现，神经被保留的患者疼痛较轻，对药物的需求较少。因此，即使术中保留神经并不能保证正常的神经功能，但术后后遗症较少，效果更好。

如果在对该区域进行进一步操作之前能对副神经进行定位，那么术中就可以得到非常好地保护。这是在每一个外科手术中都应认真遵循的基本原则。外科手术如同战争一样，成功的关键是"在敌人发现我们之前找到敌人"。寻找副神经的第一个位置是它进入胸锁乳突肌的入口处，通常位于胸锁乳突肌上 1/3 处的内侧面，靠近其后缘。在这个位置通常有许多小血管伴随着副神经。要避免在神经附近盲目地使用止血钳以及粗心地使用单极电凝，这一点非常重要。可在这个区域使用双极电凝以降低副神经损伤的风险。

有时，颈部的解剖变异或特殊的肿瘤状况可能会妨碍对进入胸锁乳突肌的副神经的辨别。在这种情况下，必须探查辨别副神经跨过颈内静脉的位置。副神经通常在寰椎侧突水平越过颈内静脉浅面，然而，副神经从颈内静脉后方穿过其至直接从静脉表面跨过（参见图 2.21、图 4.28、图 5.14 ～图

译者注：
* "shoulder abductor"，1961 年由 Nahum 命名。
** 这是一个已经被废弃的医学术语，收纳于《Segen 医学辞典》，指的是位于胸锁乳突肌内的颈丛外侧深支和副神经的交通支。

5.16）的情况并不罕见。这种情形在 18% ～ 30% 的病例中被报道过，因此应该牢记以免对副神经或颈内静脉造成意外损伤。

辨认副神经并不是保留神经术式的唯一目的。要保留神经功能，至关重要的是对神经的操作要轻柔。牵拉副神经入口处的肌肉时应轻柔，以防止神经被牵拉导致的神经麻痹。同样重要的是，在手术过程中不要将肌肉和神经同时牵拉，因为这也会导致肌肉、神经的直接损伤与功能损害。

如上所述，初学者在手术时通常关注的是在术野的上部找到副神经。然而，在功能性和选择性颈淋巴结清扫术中，这里并不是副神经损伤最常发生的部位。在全颈淋巴结，包括 V 区淋巴结清扫的手术中，最危险的副神经损伤区是 Erb 点附近，副神经在此处穿出胸锁乳突肌进入斜方肌。在此区域，副神经位置表浅，位于皮下并被纤维脂肪组织包绕。副神经在 Erb 点深处约 1 cm 的位置穿出胸锁乳突肌，并沿着一条假想的线连接下颌角和肩峰。在术中分离的时候，随着术者牵拉改变患者头部位置，副神经也可能会偏离原来的位置轻微前屈而被无意中损伤。这种移位是由于副神经与第 2、3、4 颈神经相交通导致的。准确地掌握颈部解剖对避免该区域的副神经损伤至关重要。

膈神经

膈神经是膈肌唯一的运动支配神经，承担着 70% 的呼吸运动功能，因此膈神经损伤将导致同侧膈肌瘫痪。有两种操作可能会损伤膈神经：①在分离斜角肌筋膜周围的纤维脂肪组织时；②切断颈神经的前支。

膈神经在覆盖前斜角肌前、内侧面的斜角肌筋膜下走行。辨别膈神经的一个有用的解剖学标志是颈横动、静脉，它们总是在膈神经前方跨过。外科手术新手常犯的错误是在分离的过程将前斜角肌筋膜和膈神经包绕在清扫组织一起没有分开。为了避免这种情况，在对该区域进一步分离之前必须辨认出膈神经。术者必须保持在斜角肌筋膜浅层沿着颈横动、静脉向前探查，直到发现膈神经。一旦确定，应向上跟踪膈神经直到切断颈神经前支。这样有助于保留来自第 3、4、5 颈神经的膈神经根。

舌下神经

舌下神经位于术野的上部（Ⅱ区），靠近颈内

静脉二腹肌淋巴结——这是头颈癌最常见的区域性转移灶之一。舌下神经通常在分离下颌下腺的过程中被发现，它位于舌静脉的下方。在这一区域操作应小心，因为舌静脉壁非常脆弱。如果舌下神经附近出现舌静脉出血，应避免盲目地使用止血钳以及单极电凝止血，在此区域必须使用双极电凝以防止损伤舌下神经。同时建议在下颌下三角区结扎面动脉之前应先辨认出舌下神经。

喉返神经

在甲状腺切除术或中央区淋巴结清扫术中，喉返神经有被损伤的风险。在甲状腺切除术中需显露出喉返神经，它位于 Berry 韧带后方约几毫米处，沿着上、下甲状旁腺走行，可从甲状腺下动脉的前方、后方或从动脉的终末分支之间穿过。术中神经监测系统有助于鉴别。如第 2 章和第 4 章所述，双侧喉返神经的解剖特点是不同的。正是由于这些差异，右侧喉返神经在手术中比左侧喉返神经更容易损伤。

喉返神经在中央区的损伤会导致同侧声带麻痹而固定于旁正中位。一侧喉返神经损伤，主要表现为不同程度的发音困难（呼吸不畅、声音嘶哑）和吞咽困难（饮水时呛咳）。在接下来的几天或几周里，健侧声带会代偿性地内收恢复发音。当这种补偿不能自发完成时，可以通过各种语音治疗技术或手术方法来恢复声音以及吞咽功能。双侧喉返神经损伤时声门裂严重缩小引起呼吸困难，通常需要行气管切开术。

迷走神经

在分离颈动脉鞘的过程中，迷走神经被充分暴露，在这一手术步骤中应被视为重要的"盟友"。沿走行于颈动脉和颈内静脉之间的迷走神经表面做纵向切开，分离颈动脉鞘。这一操作应该轻柔，以免损伤迷走神经。颈动脉鞘区的深切口可能会损害其鞘内的神经和血管，并且使剥离的筋膜平面丢失。

在功能性和选择性颈淋巴结清扫术中，迷走神经损伤的另一个危险区域是颈下段胸导管附近。当术中需要结扎胸导管时，在其被组织包绕、结扎之前必须分离出迷走神经以防其被结扎。

交感神经干

交感神经干位于颈动脉的深部和内侧。当分离颈深肌群时如果向颈动脉鞘内侧分离过多，交感神经干就有被损伤的风险。为了避免损伤这一重要的神经结构，在分离时一旦暴露出颈动脉鞘，就要继续沿鞘的浅层解剖，随后在迷走神经表面沿颈动脉鞘全长作纵向切开，在椎前筋膜和颈动脉之间保留交感干。

面神经下颌缘支

面神经下颌缘支走行在颈阔肌的深面、面静脉的表面，在掀起皮瓣和分离下颌下腺的过程中特别容易损伤。神经损伤会导致口轮匝肌麻痹，从而使得口角运动障碍。

和任何其他神经一样，避免其损伤的最好方法是在进一步切除之前进行准确的辨认。但是，由于下颌缘支神经细小，这样做不仅繁琐，而且可能使它面临不必要的风险。有一种操作方法是用面部静脉作为标志，来保护下颌缘支使其不在术野中暴露（参见图 4.18、图 4.19、图 5.8）。简言之，在下颌下腺的下部找到面静脉，在那里结扎和离断。面静脉的上残端向上回缩并附着于上皮瓣。这样使得下颌缘支远离分离的区域。利用这种方法，可以通过快速、简单的操作确切地保护下颌缘支，从而降低因很难直接识别这种细小的神经结构而导致损伤的风险。

臂丛

臂丛在前斜角肌和中斜角肌之间伸入颈部，并穿过被椎前筋膜覆盖的颈后三角下部。臂丛损伤可能导致上肢严重功能障碍。

因为臂丛被椎前筋膜所保护，在颈淋巴结清扫术中损伤臂丛是非常罕见的。在解剖颈后三角下半部时保留椎前筋膜至关重要。术者必须熟知臂丛的位置，特别是当这个区域有大肿块时。

6.3 一般并发症

如前所述，接受功能性和选择性颈淋巴结清扫术的上呼吸、消化道恶性肿瘤患者的一般情况通常很差。这群患者中的基础疾病增加了术后早期发生并发症的可能性。同样的，当两种手术同时进行时，很难分清哪些并发症是源于原发肿瘤的治疗，哪些是颈淋巴结清扫的后果。从总体上看，单纯的颈淋巴结清扫术虽然是一种重大的头颈外科手术，但不应被视为是高风险手术，通常并发症的发生率不高。识别可能导致该患者群体术后并发症的术前因素，不仅具有预测价值，而且可以指导在可能的情况下进行积极干预。

6.3.1 肺部并发症

头颈手术后常见的肺部并发症可能与这些患者的不良习惯有关。一些研究表明，随着吸烟和饮酒量的增加，肺部并发症的风险增加。然而，在颈淋巴结清扫术的患者中，肺部并发症的发生率没有显著差异。这是合乎逻辑的，因为肺部术后并发症与上呼吸道的功能紊乱密切相关，但颈淋巴结清扫术作为单独的外科操作是不会引起上呼吸道功能紊乱的。

肺炎和肺功能不全是头颈部手术后最常见的肺部并发症。然而，与颈淋巴结清扫术相比，这些肺部并发症与原发肿瘤的症状和治疗情况的关系更为密切。

肺栓塞是普通外科和骨科术后出现并发症的重要原因，但它通常不是头颈手术后需面临的主要问题。肺栓塞的病理生理表现从小的肺梗死到危及生命的心源性休克各有不同。需要进行影像学检查来明确诊断和评估病情的严重程度，以便制订最适当的治疗方案，包括从肝素溶栓到手术取栓。对肺栓塞患者的看护过程中需要保持警惕，不仅因为肺栓塞有进一步加重的风险，而且也是为了发现治疗后的潜在并发症。可以通过药物或者机械方法来预防静脉血栓栓塞。肺栓塞几乎可以发生在任何临床情况下，但最常见于老年人和不能正常活动的患者，很少发生于健康的年轻患者。心脏疾病是肺栓塞患者最主要的危险因素，下肢深静脉（特别是髂静脉和股静脉）血栓形成是最常见的前驱症状。只有在大静脉中形成的血栓足够大，才会导致具有重要临床意义的栓塞。

肺栓塞的临床表现通常比较模糊。症状与许多其他心肺疾病相似。只有 20% 的患者表现出典型的症状——咯血、胸膜摩擦音、奔马律、发绀和胸部压迫感。最常见的阳性体征是呼吸急促和心动过速，这通常是短暂的。动脉血气分析显示低氧血症，但这是非特异性的。如果不存在动脉低氧血症，肺栓塞的可能性则很小。虽然心脏扩大是与急性肺栓塞相关的最常见的影像学异常表现，但在胸部 X 线片上看不到肺栓塞的独特病理影像。确诊依赖于肺动脉造影、放射性灌注扫描或 CT。

6.3.2 应激性溃疡

应激性溃疡一词是指在疾病导致生理性应激后产生的一组表现各异的急性胃或十二指肠溃疡。主要的临床表现是出血，大约 10% 的患者会发生穿孔。很少出现腹痛。体检除了发现肉眼血便或隐血便以及休克迹象外没有其他帮助。建议使用抑酸剂。所有接受颈淋巴结清扫术的患者都应用 H^+-K^+-ATP 酶抑制剂（奥美拉唑、兰索拉唑）进行预防性治疗。

6.3.3 甲状旁腺功能减退

甲状旁腺功能减退是中央区淋巴结清扫后最常见的并发症。甲状旁腺的损伤可能是由于有意或无意地切除了该腺体，或其血液供给受干扰所致。在中央区淋巴结清扫术中应仔细辨认甲状旁腺。如果误切了，应当将切下的标本进行修剪，取下被切的甲状旁腺将其重新植入。大多数情况下，甲状腺下动脉同时为上、下甲状旁腺供血，大约 20% 的甲状旁腺血供来自于甲状腺上动脉。在清扫中央区淋巴结时，甲状旁腺的血供应小心保留，在手术结束时被认为血供受损的甲状旁腺也应该被重新植入。

甲状旁腺的损伤会导致甲状旁腺激素分泌的障碍，继而发展为低钙血症。学者们一致认为一个或两个功能正常的甲状旁腺足以维持血钙稳定。持续的低钙血症会提高静息跨膜电位，并使神经细胞和肌肉细胞处于过兴奋性状态。这会导致感觉异常（通常在口周以及手、足）、肌肉痉挛（手足抽搐），最终导致心律失常、支气管痉挛、癫痫发作和死亡。

甲状旁腺功能减退是一种潜在的致命并发症，但症状在手术后 24～72 小时内不会出现。因此必须对患者进行仔细的随访，包括临床监护和血钙监测，以避免出院后出现严重的低钙血症。最近出现了一些方案，通过术前和（或）术后甲状旁腺激素检测来预测哪些患者可以在术后最初的 24 小时内安全出院而无须被监护。

（江榕　董敏俊）

7

常见问题及答案

Frequently Asked Questions with Answers

每次我们讲到功能性颈淋巴结清扫术时，都会有许多问题需要系统展开讨论。在本章中，我们将按照前面几章中介绍的基本方法来解答这些问题。

Q1 肿瘤原发部位是否影响颈部淋巴结清扫方式（例如：功能性颈淋巴结清扫或根治性颈淋巴结清扫）？

早期最具争议性的观点是功能性颈部淋巴结清扫对于肿瘤治疗并不安全。对于发生在口底、舌和下咽喉部的肿瘤恶性程度更高，往往推荐采用更为激进的颈部手术方式。因此，根治性颈淋巴结清扫术在改善肿瘤预后上优于功能性颈部淋巴结清扫。

如今，我们已经针对颈部早期和进展期肿瘤分别采用不同治疗方案，且发现某些部位肿瘤预后更差。例如，下咽部恶性肿瘤相比喉部肿瘤更具有侵袭性，采用根治性或功能性颈淋巴结清扫手术并不能改变患者结局。换而言之，对于 N_0 期患者梨状窦瘤进行功能性清扫并不比根治清扫更安全。

对于头颈部肿瘤患者应该依据其实际病情采取个体化治疗方式。不应将原发灶作为决定颈部疾病治疗原则的标准，而是应该根据颈部肿瘤疾病性质特点来决定是否采用根治性或功能性颈淋巴结清扫手术。如同在前面章节所强调的一旦决定采用功能性淋巴结清扫术应该依据原发肿瘤具体部位和术者经验决定功能性淋巴结清扫的类型和程度（完全或选择性）。

Q2 是否依据淋巴结数量决定清扫方式？

另一个关于功能性颈淋巴结清扫术具有争议性的问题就是淋巴结的清扫数量。同样，主要疑问是源于早起认为功能性颈淋巴结清扫术对淋巴结清扫不够彻底。尽管没有统一意见，但是普遍认为颈部手术清除的阳性淋巴结数量与患者预后密切相关。然而，在不同的研究中预后较差患者具体阳性淋巴结数值并不恒定，甚至有些研究表明，阳性淋巴结数量与患者预后不具有明显相关性。因此，颈部肿瘤手术方式的选择不能依据颈部淋巴结数量，但是可以参考被排查的每个淋巴结良恶性质。

对于淋巴结未能触及或较小的可触及活动淋巴结（直径 <2.5 cm）的患者可以采用功能性颈淋巴结清扫，淋巴结大小仅是参考因素。对于多发淋巴结，且淋巴结特性符合上述要求的患者采用功能性清扫是足够安全的。对于这类患者而言，根治性清扫并不比功能性清扫更安全。所以，淋巴结的良恶性质比数量更有意义。

Q3 在功能性颈淋巴结清扫术后，淋巴结阳性患者是否一定要进行术后放疗？

对于淋巴结阳性患者是否需要进行术后常规放疗还没有统一结论。

在以下情况多推荐术后放疗：淋巴结阳性患者；阳性淋巴结数超过一定数量（淋巴结数量可以根据推荐术后放疗的学者意见）；淋巴结阳性合并肿瘤侵犯包膜；以及上述条件同时存在时。

依据我们经验，术后放疗并不能改善喉癌患者局部病情和生存率。以下几个方面值得强调：①上述研究仅针对喉癌患者，是一种特殊类型的头颈部肿瘤，如果上述研究结果应用到其他部位肿瘤需要相应的进一步研究；②本研究纳入是 N_0 期病情隐蔽患者和可触及活动性淋巴结直径 <2.5 cm 的患者；③除颈 I 区淋巴结外，其余区域淋巴结均采用功能性颈淋巴结清扫；④该研究是依据在同一医疗机构的历史数据对照进行的回顾性研究，尽管这可能被认为是该研究的缺点，但必须记住，大多数评估术后放疗有效性的研究都是回顾性研究。

基于这项研究，我们可以肯定的是术后放疗并不能改善喉癌患者的局部病情和生存。我们也确定阳性淋巴结患者较阴性淋巴结患者预后差；肿瘤侵犯包膜者预后特别差，同时术后放疗不能改善上述患者预后。

总之，对于淋巴结阳性的功能性颈淋巴结清扫的喉癌患者，术后不进行常规放疗。相比常规术后放疗，我们更支持肿瘤患者个体化治疗方案，通过评估各种危险因素为每位患者选择最为合理的治疗方案。

Q4 功能性颈淋巴结清扫是否仍然适用于有放疗史的患者？

功能性颈淋巴结清扫术式是基于颈部筋膜解剖结构。筋膜组织将颈部淋巴结与颈部其他组织结构分离。颈部放疗破坏了该筋膜组织，使得颈部肿瘤患者无法进行功能性颈淋巴结清扫手术。所以，颈部放疗后患者无法进行颈部筋膜解剖手术。

根据具体临床情况，某些具有放射史的颈部肿瘤患者可采取非根治性颈部手术。但是这些手术方式并不是功能性颈淋巴结清扫手术，而是保护未被肿瘤侵犯的颈部特定组织器官结构进行改良后的根治性手术方式。

这些改良后的根治性手术方式依据 Crile 建议保留颈部组织结构为原则进行，并很容易与功能性颈淋巴结清扫术进行区分。

Q5 功能性淋巴结清扫能作为颈部肿瘤治疗失败后的补救术式吗？

答案是功能性颈淋巴结清扫不能作为补救术式

治疗颈部肿瘤术后复发的患者。因为原来颈部手术破坏了颈部筋膜结构，故无法进行功能性颈淋巴结清扫术。更多的补救方式采用改良根治性颈淋巴结清扫术以保留颈部未被肿瘤侵犯的组织结构。

Q6 开放性颈淋巴结活检术后是否依旧可采用功能性颈淋巴结清扫术？

在大多数情况下，开放性颈淋巴结活检术已经破坏了颈部筋膜结构，导致无法进行功能性颈淋巴结清扫术。

关于开放性颈部淋巴结活检缺陷的争论始于 60 多年前 Hayes Martin 时期。后来的研究也证实，开放性颈淋巴结活检增加颈部伤口坏死、颈部肿瘤复发和远处转移风险。但随后有的研究又表明颈部淋巴结病理结果出来后进行及时治疗并不影响患者远期生存和肿瘤复发。目前最大的争议是，开放性颈淋巴结活检后再次手术需要切除更多的颈部组织结构，因此导致不可能进行功能性颈淋巴结清扫术。

Q7 双侧颈部存在小淋巴结的患者如何实施双侧功能性颈淋巴结清扫术？

对双侧颈部淋巴结阳性患者进行双侧颈部手术时常见问题是能否保留至少一条颈内静脉。

在很多情况下，选择先进行淋巴结较小的颈侧区清扫，这样容易保留该侧颈内静脉，以便于在淋巴结转移较严重侧可采用更加彻底的清扫术。然而，如果清扫过程中导致病情相对轻微一侧颈内静脉受损或需结扎时，就不得不调整病情严重侧颈侧区淋巴结清扫的策略。一旦出现健侧颈内静脉损伤，患侧颈侧区清扫会延迟 3 周后进行，或让患者承受双侧颈内静脉同时切除的风险。最终的手术方式大多依赖于外科医生的技术水平而非病情。

Q8 双侧功能性颈淋巴结清扫手术时出现一侧颈内静脉损伤，术者是选择继续手术还是择期再行对侧颈淋巴结清扫术？

最简单的答案是：手术时不要损伤颈内静脉。然而，颈内静脉受损伤虽不经常发生但这样的事故的确会发生。此外，有时候肿瘤侵犯颈内静脉，我们不得不将其结扎切除。在这种情况下，如果临床情况表明有合理的机会保留对侧颈内静脉，我们可能会继续手术并清扫对侧。对侧颈内静脉意外损伤的机会较低，单次安全完成此类手术概率较高。

颈侧区进行根治性颈淋巴结清扫术时颈内静脉保留概率较低。而确定此类患者治疗方案更为困难。往往是延迟 3 周后再对病期较重的患侧进行手术，但这样通常不利于肿瘤的治疗。另一种方案是尽可能保留颈外静脉，并坚持完整切除肿瘤为主保留颈静脉为辅的治疗原则。对颈外静脉及颈内静脉均不能保留的患者，术后应进入重症监护室观察护理，确保水、电解质平衡。尽管采取了这些措施，但发生严重并发症的风险仍很高。因此，应根据患者实际状况和临床病情做出最终决定。

Q9 进行颈淋巴结功能性清扫和根治性清扫的手术指征分别是哪些？

选择采用功能性清扫还是根治性清扫需要有清晰的概念，以免做出错误选择。外科医生在选择具体手术方式时必须遵守的两大肿瘤治疗原则如下：

- 生存比功能更重要。
- 第一次手术治疗最有可能成功。

考虑到以上两点，外科医生必须为每一个患者制订最合适的手术策略。大多数时候可能采取比预期更激进的手术策略。每个头颈外科医生都必须清楚，癌细胞不可能被手术刀"赶尽杀绝"。外科手术技能的演示对患者无益，应该仅限于解剖室的学术探讨。

总之，当有疑问时，选择在你自己的个人经验中能为患者提供最大治愈机会的治疗方式。确定手术要解决的首要最关键问题是每个外科医生必须学习的头等大事之一。对于头颈肿瘤手术而言，生存是第一要务。

Q10 如何处理颈内静脉粘连淋巴结？

这种情况与上一个问题中的情况相似。因此，答案应该是相同的。

没有必要为了保留颈内静脉及切除周围颈部淋巴结而在它们之间过份解剖分离。毕竟，颈内静脉只是"有名字的静脉"而已。切除一条颈内静脉几乎不会对患者身体造成伤害，但如果将肿瘤组织边界推得太远，从肿瘤治疗的角度来看可能会有重要的弊端。因此，一旦有疑问，我们强烈建议切除颈内静脉或其他任何与转移淋巴结粘连的可切除组织，这样做可能会增加治愈机会。

当一侧颈内静脉已被切除或另一侧必须被切除时，病情的处理会更为棘手。术者必须权衡行保留"健侧"颈内静脉的一期手术和大约 3 周后进行另一侧手术的二期手术以及行同时切除双侧颈内静脉的利弊。所以，患者的临床病情和外科医生的手术经验对为每个患者选择最合适的治疗策略至关重要。

（尹传昌 印国兵）

延伸阅读
Suggested Readings

[1] Acar A, Dursun G, Aydin O, Akbaş Y. J incision in neck dissections. J Laryngol Otol.; 112(1):55–60.

[2] AJCC. Cancer Staging Manual. 8th ed. Springer International Publishing; 2017.

[3] Al-Sarraf M, Pajak TF, Byhardt RW, Beitler JJ, Salter MM, Cooper JS. Postoperative radiotherapy with concurrent cisplatin appears to improve locoregional control of advanced, resectable head and neck cancers: RTOG 88–24. Int J Radiat Oncol Biol Phys.; 37(4):777–782.

[4] Carty SE, Cooper DS, Doherty GM, et al. American Thyroid Association Surgery Working Group, American Association of Endocrine Surgeons, American Academy of Otolaryngology-Head and Neck Surgery, American Head and Neck Society. Consensus statement on the terminology and classification of central neck dissection for thyroid cancer. Thyroid.; 19(11):1153–1158.

[5] Andersen PE, Cambronero E, Shaha AR, Shah JP. The extent of neck disease after regional failure during observation of the N0 neck. Am J Surg.; 172(6): 689–691.

[6] Andersen PE, Shah JP, Cambronero E, Spiro RH. The role of comprehensive neck dissection with preservation of the spinal accessory nerve in the clinically positive neck. Am J Surg.; 168(5):499–502.

[7] Ariyan S. Functional radical neck dissection. Plast Reconstr Surg.; 65(6):768–776.

[8] Armstrong J, Pfister D, Strong E, et al. The management of the clinically positive neck as part of a larynx preservation approach. Int J Radiat Oncol Biol Phys.; 26(5):759–765.

[9] Arriaga MA, Kanel KT, Johnson JT, Myers EN. Medical complications in total laryngectomy: incidence and risk factors. Ann Otol Rhinol Laryngol.; 99(8):611–615.

[10] Avalos E, Beltrán M, Martín A, et al. Factores de predicción de la invasión ganglionar en el carcinoma de laringe. Acta Otorrinolaringol Esp.; 49(6):452–454.

[11] Bailey BJ. Selective neck dissection: the challenge of occult metastases. Arch Otolaryngol Head Neck Surg.; 124(3):353.

[12] Ballantyne AJ, Jackson GL. Synchronous bilateral neck dissection. Am J Surg.; 144(4):452–455.

[13] Banerjee AR, Alun-Jones T. Neck dissection. Clin Otolaryngol Allied Sci.; 20 (4):286–290.

[14] Bartelink H, Breur K, Hart G, Annyas B, van Slooten E, Snow G. The value of postoperative radiotherapy as an adjuvant to radical neck dissection. Cancer.; 52(6):1008–1013.

[15] Barzan L, Talamini R. Analysis of prognostic factors for recurrence after neck dissection. Arch Otolaryngol Head Neck Surg.; 122(12):1299–1302.

[16] Beenken SW, Krontiras H, Maddox WA, Peters GE, Soong S, Urist MM. T1 and T2 squamous cell carcinoma of the oral tongue: prognostic factors and the role of elective lymph node dissection. Head Neck.; 21(2):124–130.

[17] Betka J, Mrzena L, Astl J, et al. Surgical treatment strategy for thyroid gland carcinoma nodal metastases. Eur Arch Otorhinolaryngol.; 254 Suppl 1:S169–S174.

[18] Bhattacharyya N. The effects of more conservative neck dissections and radiotherapy on nodal yields from the neck. Arch Otolaryngol Head Neck Surg.; 124(4):412–416.

[19] Bocca E, Pignataro O, Oldini C, Cappa C. Functional neck dissection: an evaluation and review of 843 cases. Laryngoscope.; 94(7):942–945.

[20] Bocca E, Pignataro O, Sasaki CT. Functional neck dissection. A description of operative technique. Arch Otolaryngol.; 106(9):524–527.

[21] Bocca E, Pignataro O. A conservation technique in radical neck dissection. Ann Otol Rhinol Laryngol.; 76(5):975–987.

[22] Bocca E. Conservative neck dissection. Laryngoscope.; 85(9):1511–1515.

[23] Bocca E. Functional problems connected with bilateral radical neck dissection. J Laryngol Otol.; 67(9):567–577.

[24] Bocca E. Supraglottic laryngectomy and functional neck dissection. J Laryngol Otol.; 80(8):831–838.

[25] Bonner JA, Harari PM, Giralt J, et al. Radiotherapy plus cetuximab for squamouscell carcinoma of the head and neck. N Engl J Med.; 354(6):567–578.

[26] Breau RL, Suen JY. Management of the N(0) neck. Otolaryngol Clin North Am.; 31(4):657–669.

[27] Brown DH, Mulholland S, Yoo JH, et al. Internal jugular vein thrombosis following modified neck dissection: implications for head and neck flap reconstruction. Head Neck.; 20(2):169–174.

[28] Brown JJ, Fee WE, Jr. Management of the neck in nasopharyngeal carcinoma (NPC). Otolaryngol Clin North Am.; 31(5):785–802.

[29] Byers RM, Clayman GL, McGill D, et al. Selective neck dissections for squamous carcinoma of the upper aerodigestive tract: patterns of regional failure. Head Neck.; 21(6):499–505.

[30] Byers RM, El-Naggar AK, Lee YY, et al. Can we detect or predict the presence of occult nodal metastases in patients with squamous carcinoma of the oral tongue? Head Neck.;

20(2):138–144.

[31] Byers RM, Wolf PF, Ballantyne AJ. Rationale for elective modified neck dissection. Head Neck Surg.; 10(3):160–167.

[32] Byers RM. Modified neck dissection. A study of 967 cases from 1970 to 1980. Am J Surg.; 150(4):414–421.

[33] Byers RM. Neck dissection: concepts, controversies, and technique. Semin Surg Oncol.; 7(1):9–13.

[34] Cabra J, Herranz J, Moñux A, Gavilán J. Postoperative complications after functional neck dissection. Oper Tech Otolaryngol–Head Neck Surg.; 4:318–321.

[35] Calearo CV, Teatini G. Functional neck dissection. Anatomical grounds, surgical technique, clinical observations. Ann Otol Rhinol Laryngol.; 92(3, Pt 1):215–222.

[36] Califano J, Westra WH, Koch W, et al. Unknown primary head and neck squamous cell carcinoma: molecular identification of the site of origin. J Natl Cancer Inst.; 91(7):599–604.

[37] Califano L, Zupi A, Mangone GM, Longo F, Coscia G, Piombino P. Surgical management of the neck in squamous cell carcinoma of the tongue. Br J Oral Maxillofac Surg.; 37(4):320–323.

[38] Candela FC, Kothari K, Shah JP. Patterns of cervical node metastases from squamous carcinoma of the oropharynx and hypopharynx. Head Neck.; 12 (3):197–203.

[39] Carter RL. The pathologist's appraisal of neck dissections. Eur Arch Otorhinolaryngol.; 250(8):429–431.

[40] Cheng PT, Hao SP, Lin YH, Yeh AR. Objective comparison of shoulder dysfunction after three neck dissection techniques. Ann Otol Rhinol Laryngol.; 109(8, Pt 1):761–766.

[41] Chu W, Strawitz JG. Results in suprahyoid, modified radical, and standard radical neck dissections for metastatic squamous cell carcinoma: recurrence and survival. Am J Surg.; 136(4):512–515.

[42] Clark JR, Busse PM, Norris CM, Jr, et al. Induction chemotherapy with cisplatin, fluorouracil, and high-dose leucovorin for squamous cell carcinoma of the head and neck: long-term results. J Clin Oncol.; 15(9): 3100–3110.

[43] Clayman GL, Eicher SA, Sicard MW, Razmpa E, Goepfert H. Surgical outcomes in head and neck cancer patients 80 years of age and older. Head Neck.; 20(3):216–223.

[44] Clayman GL, Frank DK. Selective neck dissection of anatomically appropriate levels is as efficacious as modified radical neck dissection for elective treatment of the clinically negatice neck in patients with squamous cell carcinoma of the upper respiratory and digestive tracts. Arch Otolaryngol Head Neck Surg.; 124(3):348–352.

[45] Close LG, Burns DK, Reisch J, Schaefer SD. Microvascular invasion in cancer of the oral cavity and oropharynx. Arch Otolaryngol Head Neck Surg.; 113 (11):1191–1195.

[46] Cohen L. Theoretical "iso-survival" formulae for fractionated radiation therapy. Br J Radiol.; 41(487):522–528.

[47] Conley J. The management of metastatic cancer in the region of the head and neck. Minn Med.; 50(6):992.

[48] Cousins VC, Milton CM, Bickerton RC. Hospital morbidity and mortality following total laryngectomy. Experience of 374 operations. J Laryngol Otol.; 101(11):1159–1164.

[49] Coutard H. Roentgentherapy of epitheliomas of the tonsilar region, hypopharynx and larynx from 1920 to 1926. Am J Roent.; 28:313–343.

[50] Crile G. Excision of cancer of the head and neck with special reference to the plan of dissection based on 132 operations. JAMA.; 47:1780–1785.

[51] Danninger R, Posawetz W, Humer U, Stammberger H, Jakse R. [Ultrasound investigation of cervical lymph node metastases: conception and results of a histopathological exploration]. Laryngorhinootologie.; 78(3):144–149.

[52] Davidson BJ, Kulkarny V, Delacure MD, Shah JP. Posterior triangle metastases of squamous cell carcinoma of the upper aerodigestive tract. Am J Surg.; 166(4):395–398.

[53] Davidson J, Khan Y, Gilbert R, Birt BD, Balogh J, MacKenzie R. Is selective neck dissection sufficient treatment for the N0/Np+ neck? J Otolaryngol.; 26(4):229–231.

[54] de Campora E, Radici M, Camaioni A, Pianelli C. Clinical experiences with surgical therapy of cervical metastases from head and neck cancer. Eur Arch Otorhinolaryngol.; 251(6):335–341.

[55] de Gier HH, Balm AJ, Bruning PF, Gregor RT, Hilgers FJ. Systematic approach to the treatment of chylous leakage after neck dissection. Head Neck.; 18 (4):347–351.

[56] Decker DA, Drelichman A, Jacobs J, et al. Adjuvant chemotherapy with cisdiamminodichloroplatinum II and 120-hour infusion 5-fluorouracil in Stage III and IV squamous cell carcinoma of the head and neck. Cancer.; 51(8):1353–1355.

[57] Del Sel JA, Agra A. Cancer of the larynx: laryngectomy with systemic extirpation of the connective tissue and cervical lymph nodes as a routine procedure. Trans Am Acad Ophthalmol Otolaryngol.; 51:653–655.

[58] Wolf GT, Fisher SG, Hong WK, et al. Department of Veterans Affairs Laryngeal Cancer Study Group. Induction chemotherapy plus radiation compared with surgery plus radiation in patients with advanced laryngeal cancer. N Engl J Med.; 324(24):1685–1690.

[59] DeSanto LW, Beahrs OH, Holt JJ, O'Fallon WM. Neck dissection and combined therapy. Study of effectiveness. Arch Otolaryngol.; 111(6):366–370.

[60] DeSanto LW, Beahrs OH. Modified and complete neck dissection in the treatment of squamous cell carcinoma of the head and neck. Surg Gynecol Obstet.; 167(3):259–269.

[61] DeSanto LW, Holt JJ, Beahrs OH, O'Fallon WM. Neck dissection: is it worthwhile? Laryngoscope.; 92(5):502–509.

[62] Dulguerov P, Soulier C, Maurice J, Faidutti B, Allal AS, Lehmann W. Bilateral radical neck dissection with unilateral internal jugular vein reconstruction. Laryngoscope.; 108(11, Pt 1):1692–1696.

[63] Elliott CG, Goldhaber SZ, Visani L, DeRosa M. Chest radiographs in acute pulmonary embolism. Results from the International Cooperative Pulmonary Embolism Registry. Chest.; 118(1):33–38.

[64] Enepekides DJ, Sultanem K, Nguyen C, Shenouda G, Black MJ, Rochon L. Occult cervical metastases: immunoperoxidase analysis of the pathologically negative neck. Otolaryngol Head Neck Surg.; 120(5):713–717.

[65] Ensley JF, Jacobs JR, Weaver A, et al. Correlation between response to cisplatinum-combination chemotherapy and subsequent radiotherapy in previously untreated patients with advanced squamous cell cancers of the head and neck. Cancer.; 54(5):811–814.

[66] Fagan JJ, Collins B, Barnes L, D'Amico F, Myers EN, Johnson JT. Perineural invasion in squamous cell carcinoma of the head and neck. Arch Otolaryngol Head Neck Surg.; 124(6):637–640.

[67] Farrar WB, Finkelmeier WR, McCabe DP, Young DC, O'Dwyer PJ, James AG. Radical neck dissection: is it enough? Am J Surg.; 156(3, Pt 1):173–176.

[68] Feinmesser R, Freeman JL, Noyek AM, Birt BD. Metastatic neck disease. A clinical/radiographic/pathologic correlative study. Arch Otolaryngol Head Neck Surg.; 113(12):1307–1310.

[69] Ferlito A, Rinaldo A. Level I dissection for laryngeal and hypopharyngeal cancer: is it indicated? J Laryngol Otol.; 112(5):438–440.

[70] Ferlito A, Rinaldo A. Selective lateral neck dissection for laryngeal cancer in the clinically negative neck: is it justified? J Laryngol Otol.; 112(10):921–924.

[71] Ferlito A, Rinaldo A. Selective lateral neck dissection for laryngeal cancer with limited metastatic disease: is it indicated? J Laryngol Otol.; 112(11):1031–1033.

[72] Ferlito A, Robbins KT, Shah JP, et al. Proposal for a rational classification of neck dissections. Head Neck.; 33(3):445–450.

[73] Ferlito A, Silver CE, Rinaldo A, Smith RV. Surgical treatment of the neck in cancer of the larynx. ORL J Otorhinolaryngol Relat Spec.; 62(4):217–225.

[74] Ferlito A, Som PM, Rinaldo A, Mondin V. Classification and terminology of neck dissections. ORL J Otorhinolaryngol Relat Spec.; 62(4):212–216.

[75] Fisch UP, Sigel ME. Cervical lymphatic system as visualized by lymphography. Ann Otol Rhinol Laryngol.; 73:870–882.

[76] Fletcher GH, Shukovsky LJ. The interplay of radiocurability and tolerance in the irradiation of human cancers. J Radiol Electrol Med Nucl.; 56(5):383–400.

[77] Fletcher GH. Clinical dose-response curves of human malignant epithelial tumours. Br J Radiol.; 46(541):1–12.

[78] Fletcher GH. Elective irradiation of subclinical disease in cancers of the head and neck. Cancer.; 29(6):1450–1454.

[79] Forastiere AA, Goepfert H, Maor M, et al. Concurrent chemotherapy and radiotherapy for organ preservation in advanced laryngeal cancer. N Engl J Med.; 349(22):2091–2098.

[80] Forastiere AA, Maor M, Weber RS, et al. Long-term results of Intergroup RTOG 91–11: a phase III trial to preserve the larynx–Induction cisplatin/5-FU and radiation therapy versus concurrent cisplatin and radiation therapy versus radiation therapy. ASCO Meeting Abstracts 2006;24(18, Suppl):5517.

[81] Friedman M, Lim JW, Dickey W, et al. Quantification of lymph nodes in selective neck dissection. Laryngoscope.; 109(3):368–370.

[82] Friedman M, Mafee MF, Pacella BL, Jr, Strorigl TL, Dew LL, Toriumi DM. Rationale for elective neck dissection in 1990. Laryngoscope.; 100(1):54–59.

[83] Fulciniti F, Califano L, Zupi A, Vetrani A. Accuracy of fine needle aspiration biopsy in head and neck tumors. J Oral Maxillofac Surg.; 55(10):1094–1097.

[84] Gavilán Alonso C, Blanco Galdín A, Suárez Nieto C. El vaciamiento funcionalradical cervicoganglionar. Anatomía quirúrgica. Técnica y resultados. Acta Otorinolaryngol Iber Am.; 23(5):703–817.

[85] Gavilán J, Gavilán C, Herranz J. Functional neck dissection: three decades of controversy. Ann Otol Rhinol Laryngol.; 101(4):339–341.

[86] Gavilán J, Gavilán C, Mañós-Pujol M, Herranz J. Discriminant analysis in predicting survival of patients with cancer of the larynx or hypopharynx. Clin Otolaryngol Allied Sci.; 12(5):331–335.

[87] Gavilán C, Gavilán J. Five-year results of functional neck dissection for cancer of the larynx. Arch Otolaryngol Head Neck Surg.; 115(10):1193–1196.

[88] Gavilán J, Moñux A, Herranz J, Gavilán C. Functional neck dissection: surgical technique. Oper Tech Otolaryngol–Head Neck Surg.; 4:258–265.

[89] Gavilán J, Prim MP, De Diego JI, Hardisson D, Pozuelo A. Postoperative radiotherapy in patients with positive nodes after functional neck dissection. Ann Otol Rhinol Laryngol.; 109(9):844–848.

[90] Giacomarra V, Tirelli G, Papanikolla L, Bussani R. Predictive factors of nodal metastases in oral cavity and oropharynx carcinomas. Laryngoscope.; 109 (5):795–799.

[91] Gillies EM, Luna MA. Histologic evaluation of neck dissection specimens. Otolaryngol Clin North Am.; 31(5):759–771.

[92] Goepfert H, Jesse RH, Ballantyne AJ. Posterolateral neck dissection. Arch Otolaryngol.; 106(10):618–620.

[93] Goodwin WJ, Jr, Chandler JR. Indications for radical neck dissection following radiation therapy. Arch Otolaryngol.; 104(7):367–370.

[94] Grandi C, Alloisio M, Moglia D, et al. Prognostic significance of lymphatic spread in head and neck carcinomas: therapeutic implications. Head Neck Surg.; 8(2):67–73.

[95] Güney E, Yiğitbaşi OG, Canöz K, Oztürk M, Ersoy A. Functional neck dissection: cure and functional results. J Laryngol Otol.; 112(12):1176–1178.

[96] Güney E, Yigitbasi OG. Management of N0 neck in T1-T2 unilateral supraglottic cancer. Ann Otol Rhinol Laryngol.; 108(10):998–1003.

[97] Haddadin KJ, Soutar DS, Oliver RJ, Webster MH, Robertson AG, MacDonald DG. Improved survival for patients with clinically T1/T2, N0 tongue tumors undergoing a prophylactic neck dissection. Head Neck.; 21(6):517–525.

[98] Haller JR, Mountain RE, Schuller DE, Nag S. Mortality and morbidity with intraoperative radiotherapy for head and neck cancer. Am J Otolaryngol.; 17 (5):308–310.

[99] Henick DH, Silver CE, Heller KS, Shaha AR, El GH, Wolk DP. Supraomohyoid neck dissection as a staging procedure for squamous cell carcinomas of the oral cavity and oropharynx. Head Neck.; 17(2):119–123.

[100] Herranz J, Sarandeses A, Fernández MF, Barro CV, Vidal JM, Gavilán J. Complications after total laryngectomy in nonradiated laryngeal and hypopharyngeal carcinomas. Otolaryngol Head Neck Surg.; 122(6):892–898.

[101] Hillel AD. Disability resulting from radical and modified neck dissections. Head Neck Surg.; 9(2):127–129.

[102] Hoffman HT, Porter K, Karnell LH, et al. Laryngeal cancer in the United States: changes in demographics, patterns of care, and survival. Laryngoscope.; 116(9, Pt 2) Suppl 111:1–13.

[103] Hollinshead WH. Anatomy for Surgeons: The Head and Neck. 3rd ed. Philadelphia, PA: JB Lippincott; 1982.

[104] Jesse RH, Ballantyne AJ, Larson D. Radical or modified neck dissection: a therapeutic dilemma. Am J Surg.; 136(4):516–519.

[105] Jesse RH, Barkley HT, Jr, Lindberg RD, Fletcher GH. Cancer of the oral cavity. Is elective neck dissection beneficial? Am J Surg.; 120(4):505–508.

[106] Jesse RH, Fletcher GH. Treatment of the neck in patients with squamous cell carcinoma of the head and neck. Cancer.; 39(2) Suppl:868–872.

[107] Jesse RH, Lindberg RD. The efficacy of combining radiation therapy with a surgical procedure in patients with cervical metastasis from squamous cancer of the oropharynx and

hypopharynx. Cancer.; 35(4):1163–1166.

[108] Johnson CR, Silverman LN, Clay LB, Schmidt-Ullrich R. Radiotherapeutic management of bulky cervical lymphadenopathy in squamous cell carcinoma of the head and neck: is postradiotherapy neck dissection necessary? Radiat Oncol Investig.; 6(1):52–57.

[109] Johnson JT, Barnes EL, Myers EN, Schramm VL, Jr, Borochovitz D, Sigler BA. The extracapsular spread of tumors in cervical node metastasis. Arch Otolaryngol.; 107(12):725–729.

[110] Johnson JT, Kachman K, Wagner RL, Myers EN. Comparison of ampicillin/sulbactam versus clindamycin in the prevention of infection in patients undergoing head and neck surgery. Head Neck.; 19(5):367–371.

[111] Johnson JT, Myers EN, Bedetti CD, Barnes EL, Schramm VL, Jr, Thearle PB. Cervical lymph node metastases. Incidence and implications of extracapsular carcinoma. Arch Otolaryngol.; 111(8):534–537.

[112] Johnson JT. Selective neck dissection in patients with squamous cell carcinoma of the upper respiratory and digestive tracts: a lack of adequate data. Arch Otolaryngol Head Neck Surg.; 124(3):353.

[113] Jones TA, Stell PM. The preservation of shoulder function after radical neck dissection. Clin Otolaryngol Allied Sci.; 10(2):89–92.

[114] Joseph CA, Gregor RT, Davidge-Pitts KJ. The role of functional neck dissection in the management of advanced tumours of the upper aerodigestive tract. S Afr J Surg.; 23(3):83–87.

[115] Kaufman R, Strauss M. Conservation surgery of the neck: modified neck dissection. Trans Pa Acad Ophthalmol Otolaryngol.; 35(1):43–47.

[116] Kerrebijn JD, Freeman JL, Irish JC, et al. Supraomohyoid neck dissection. Is it diagnostic or therapeutic? Head Neck.; 21(1):39–42.

[117] Koch WM, Choti MA, Civelek AC, Eisele DW, Saunders JR. Gamma probedirected biopsy of the sentinel node in oral squamous cell carcinoma. Arch Otolaryngol Head Neck Surg.; 124(4):455–459.

[118] Kowalski LP, Bagietto R, Lara JR, Santos RL, Tagawa EK, Santos IR. Factors influencing contralateral lymph node metastasis from oral carcinoma. Head Neck.; 21(2):104–110.

[119] Kowalski LP, Magrin J, Waksman G, et al. Supraomohyoid neck dissection in the treatment of head and neck tumors. Survival results in 212 cases. Arch Otolaryngol Head Neck Surg.; 119(9):958–963.

[120] Kowalski LP, Medina JE. Nodal metastases: predictive factors. Otolaryngol Clin North Am.; 31(4):621–637.

[121] Köybasioglu A, Tokcaer AB, Uslu S, Ileri F, Beder L, Ozbilen S. Accessory nerve function after modified radical and lateral neck dissections. Laryngoscope.; 110(1):73–77.

[122] Kramer S, Gelber RD, Snow JB, et al. Combined radiation therapy and surgery in the management of advanced head and neck cancer: final report of study 73–03 of the Radiation Therapy Oncology Group. Head Neck Surg.; 10(1):19–30.

[123] Kraus DH, Carew JF, Harrison LB. Regional lymph node metastasis from cutaneous squamous cell carcinoma. Arch Otolaryngol Head Neck Surg.; 124(5):582–587.

[124] Kuntz AL, Weymuller EA, Jr. Impact of neck dissection on quality of life. Laryngoscope.; 109(8):1334–1338.

[125] Lawrence W, Jr, Terz JJ, Rogers C, King RE, Wolf JS, King ER. Proceedings: preoperative irradiation for head and neck cancer: a prospective study. Cancer.; 33(2):318–323.

[126] Leemans CR, Snow GB. Is selective neck dissection really as efficacious as modified radical neck dissection for elective treatment of the clinically negative neck in patients with squamous cell carcinoma of the upper respiratory and digestive tracts? Arch Otolaryngol Head Neck Surg.; 124(9): 1042–1044.

[127] Leemans CR, Tiwari R, van der Waal I, Karim AB, Nauta JJ, Snow GB. The efficacy of comprehensive neck dissection with or without postoperative radiotherapy in nodal metastases of squamous cell carcinoma of the upper respiratory and digestive tracts. Laryngoscope.; 100(11):1194–1198.

[128] Lefebvre JL, Chevalier D, Luboinski B, Kirkpatrick A, Collette L, Sahmoud T, EORTC Head and Neck Cancer Cooperative Group. Larynx preservation in pyriform sinus cancer: preliminary results of a European Organization for Research and Treatment of Cancer phase III trial. J Natl Cancer Inst.; 88(13): 890–899.

[129] Leipzig B, Suen JY, English JL, Barnes J, Hooper M. Functional evaluation of the spinal accessory nerve after neck dissection. Am J Surg.; 146(4):526–530.

[130] Levendag P, Sessions R, Vikram B, et al. The problem of neck relapse in early stage supraglottic larynx cancer. Cancer.; 63(2):345–348.

[131] Levertu P, Adelstein DJ, Saxton JP, et al. Management of the neck in a randomized trial comparing concurrent chemotherapy and radiation with radiotherapy alone in resectable stage III and IV squamous cell carcinoma. Head Neck Surg.; 19:559–566.

[132] Lavertu P, Bonafede JP, Adelstein DJ, et al. Comparison of surgical complications after organ-preservation therapy in patients with stage III or IV squamous cell head and neck cancer. Arch Otolaryngol Head Neck Surg.; 124(4):401–406.

[133] Lindberg R. Distribution of cervical lymph node metastases from squamous cell carcinoma of the upper respiratory and digestive tracts. Cancer.; 29(6): 1446–1449.

[134] Lingeman RE, Helmus C, Stephens R, Ulm J. Neck dissection: radical or conservative. Ann Otol Rhinol Laryngol.; 86(6, Pt 1):737–744.

[135] Lundahl RE, Foote RL, Bonner JA, et al. Combined neck dissection and postoperative radiation therapy in the management of the high-risk neck: a matched-pair analysis. Int J Radiat Oncol Biol Phys.; 40(3):529–534.

[136] Lydiatt DD, Karrer FW, Lydiatt WM, Johnson PJ. The evaluation, indications, and contraindications of selective neck dissections. Nebr Med J.; 79(5):140–144.

[137] Lyons AJ, Mills CC. Anatomical variants of the cervical sympathetic chain to be considered during neck dissection. Br J Oral Maxillofac Surg.; 36(3):180–182.

[138] Mabanta SR, Mendenhall WM, Stringer SP, Cassisi NJ. Salvage treatment for neck recurrence after irradiation alone for head and neck squamous cell carcinoma with clinically positive neck nodes. Head Neck.; 21(7):591–594.

[139] MacComb WS, Fletcher GH. Planned combination of surgery and radiation in treatment of advanced primary head and neck cancers. Am J Roentgenol Radium Ther Nucl Med.; 77(3):397–414.

[140] Machtay M, Moughan J, Trotti A, et al. Factors associated with severe late toxicity after concurrent chemoradiation for locally advanced head and neck cancer: an RTOG analysis. J Clin Oncol.; 26(21):3582–3589.

[141] Magnano M, De Stefani A, Lerda W, et al. Prognostic factors of cervical lymph node metastasis in head and neck squamous cell carcinoma. Tumori.; 83(6):922–926.

[142] Mahasin ZZ, Saleem M, Gangopadhyay K. Transverse sinus thrombosis and venous infarction of the brain following unilateral radical neck dissection. J Laryngol Otol.; 112(1):88–91.

[143] Majoufre C, Faucher A, Laroche C, et al. Supraomohyoid neck dissection in cancer of the oral cavity. Am J Surg.; 178(1):73–77.

[144] Mamelle G, Pampurik J, Luboinski B, Lancar R, Lusinchi A, Bosq J. Lymph node prognostic factors in head and neck squamous cell carcinomas. Am J Surg.; 168(5):494–498.

[145] Mann W, Wolfensberger M, Füller U, Beck C. [Radical versus modified neck dissection. Cancer-related and functional viewpoints]. Laryngorhinootologie.; 70(1):32–35.

[146] Manni JJ, van den Hoogen FJ. Supraomohyoid neck dissection with frozen section biopsy as a staging procedure in the clinically node-negative neck in carcinoma of the oral cavity. Am J Surg.; 162(4):373–376.

[147] Manning M, Stell PM. The shoulder after radical neck dissection. Clin Otolaryngol Allied Sci.; 14(5):381–384.

[148] Martin H, Del Valle B, Ehrlich H, Cahan WG. Neck dissection. Cancer.; 4(3): 441–499.

[149] Matsumoto M, Komiyama K, Okaue M, et al. Predicting tumor metastasis in patients with oral cancer by means of the proliferation marker Ki67. J Oral Sci.; 41(2):53–56.

[150] McCulloch TM, Jensen NF, Girod DA, Tsue TT, Weymuller EA, Jr. Risk factors for pulmonary complications in the postoperative head and neck surgery patient. Head Neck.; 19(5):372–377.

[151] McGuirt WF, Jr, Johnson JT, Myers EN, Rothfield R, Wagner R. Floor of mouth carcinoma. The management of the clinically negative neck. Arch Otolaryngol Head Neck Surg.; 121(3):278–282.

[152] McQuarrie DG, Mayberg M, Ferguson M, Shons AR. A physiologic approach to the problems of simultaneous bilateral neck dissection. Am J Surg.; 134 (4):455–460.

[153] Medina JE, Byers RM. Supraomohyoid neck dissection: rationale, indications, and surgical technique. Head Neck.; 11(2):111–122.

[154] Medina JE. A rational classification of neck dissections. Otolaryngol Head Neck Surg.; 100(3):169–176.

[155] Medina JE. Neck dissection in the treatment of cancer of major salivary glands. Otolaryngol Clin North Am.; 31(5):815–822.

[156] Montgomery RL. Head and Neck Anatomy with Clinical Correlations. New York: McGraw-Hill; 1981.

[157] Moore KL. Clinically Oriented Anatomy. 3rd ed. Baltimore, MD: Williams & Wilkins; 1992.

[158] Moreau A, Goffart Y, Collington J. Computed tomography of metastatic lymph nodes. Arch Otolaryngol Head Neck Surg.; 116:1190–1193.

[159] Myers EN, Fagan JF. Management of the neck in cancer of the larynx. Ann Otol Rhinol Laryngol.; 108(9):828–832.

[160] Myers EN, Fagan JJ. Treatment of the N+ neck in squamous cell carcinoma of the upper aerodigestive tract. Otolaryngol Clin North Am.; 31(4):671–686.

[161] Myers LL, Wax MK. Positron emission tomography in the evaluation of the negative neck in patients with oral cavity cancer. J Otolaryngol.; 27(6):342–347.

[162] Nahum AM, Mullally W, Marmor L. A syndrome resulting from radical neck dissection. Arch Otolaryngol.; 74:424–428.

[163] Narayan K, Crane CH, Kleid S, Hughes PG, Peters LJ. Planned neck dissection as an adjunct to the management of patients with advanced neck disease treated with definitive radiotherapy: for some or for all? Head Neck.; 21(7): 606–613.

[164] Nowaczyk MT. [Lymphorrhea after neck dissection]. Otolaryngol Pol.; 53 (3):271–273.

[165] O'Brien CJ, Smith JW, Soong SJ, Urist MM, Maddox WA. Neck dissection with and without radiotherapy: prognostic factors, patterns of recurrence, and survival. Am J Surg.; 152(4):456–463.

[166] O'Brien CJ, Urist MM, Maddox WA. Modified radical neck dissection. Terminology, technique, and indications. Am J Surg.; 153(3):310–316.

[167] Ogura JH, Biller HF, Wette R. Elective neck dissection for pharyngeal and laryngeal cancers. An evaluation. Ann Otol Rhinol Laryngol.; 80(5):646–650.

[168] Ohtawa T, Katagiri M, Harada T. A study of sternocleidomastoid muscular atrophy after modified neck dissection. Surg Today.; 28(1):46–58.

[169] Olofsson J, Tytor M. Complications in neck dissection. ORL J Otorhinolaryngol Relat Spec.; 47(3):123–130.

[170] Olsen KD, Caruso M, Foote RL, et al. Primary head and neck cancer. Histopathologic predictors of recurrence after neck dissection in patients with lymph node involvement. Arch Otolaryngol Head Neck Surg.; 120(12): 1370–1374.

[171] Olsen KD. Reexamining the treatment of advanced laryngeal cancer. Head Neck.; 32(1):1–7.

[172] Pazos GA, Leonard DW, Blice J, Thompson DH. Blindness after bilateral neck dissection: case report and review. Am J Otolaryngol.; 20(5):340–345.

[173] Pearlman NW, Meyers AD, Sullivan WG. Modified radical neck dissection for squamous carcinoma of the head and neck. Surg Gynecol Obstet.; 154(2): 214–216.

[174] Pellitteri PK, Robbins KT, Neuman T. Expanded application of selective neck dissection with regard to nodal status. Head Neck.; 19(4):260–265.

[175] Pendjer I, Mikić A, Golubicić I, Vucicević S. Neck dissection in the management of regional metastases in patients with undifferentiated nasopharyngeal carcinomas. Eur Arch Otorhinolaryngol.; 256(7):356–360.

[176] Pernkopf FE. Topografische Anatomie des Menschen, Vol 3. Wien, Austria: Urban & Schwarzenburg; 1952.

[177] Persky MS, Lagmay VM. Treatment of the clinically negative neck in oral squamous cell carcinoma. Laryngoscope.; 109(7, Pt 1):1160–1164.

[178] Peters LJ. The efficacy of postoperative radiotherapy for advanced head and neck cancer: quality of the evidence. Int J Radiat Oncol Biol Phys.; 40(3): 527–528.

[179] Piccirillo JF. Importance of comorbidity in head and neck cancer. Laryngoscope.; 110(4):593–602.

[180] Pignon JP, Bourhis J, Domenge C, Designé L. Chemotherapy added to locoregional treatment for head and neck squamous-cell carcinoma: three meta-analyses of updated individual data. MACH-NC Collaborative Group. Meta-analysis of chemotherapy on head and neck cancer. Lancet.; 355 (9208):949–955.

[181] Pignon JP, le Maître A, Maillard E, Bourhis J, MACH-NC Collaborative Group. Meta-analysis of chemotherapy in head and neck cancer (MACH-NC): an update on 93 randomised trials and 17,346 patients. Radiother Oncol.; 92 (1):4–14.

[182] Pillsbury HC, III, Clark M. A rationale for therapy of the N0 neck. Laryngoscope.; 107(10):1294–1315.

[183] Pitman KT, Johnson JT, Myers EN. Effectiveness of selective neck dissection for management of the clinically negative neck. Arch Otolaryngol Head Neck Surg.; 123(9):917–922.

[184] Pointreau Y, Garaud P, Chapet S, et al. Randomized trial of induction chemotherapy with cisplatin and 5-fluorouracil with or without docetaxel for larynx preservation. J Natl Cancer Inst.; 101(7):498–506.

[185] Prim MP, de Diego JI, Fernández-Zubillaga A, García-Raya P, Madero R, Gavilán J. Patency and flow of the internal jugular vein after functional neck dissection. Laryngoscope.; 110(1):47–50.

[186] Prim MP, De Diego JI, Hardisson D, Madero R, Nistal M, Gavilán J. Extracapsular spread and desmoplastic pattern in neck lymph nodes: two prognostic factors of laryngeal cancer. Ann Otol Rhinol Laryngol.; 108(7, Pt 1):672–676.

[187] Redaelli de Zinis LO, Piccioni LO, Ghizzardi D, Mantini G, Antonelli AR. [Indications for elective neck dissection in malignant epithelial parotid tumors]. Acta Otorhinolaryngol Ital.; 18(1):11–15.

[188] Remmler D, Byers R, Scheetz J, et al. A prospective study of shoulder disability resulting from radical and modified neck dissections. Head Neck Surg.; 8(4):280–286.

[189] Righi M, Manfredi R, Farneti G, Pasquini E, Cenacchi V. Short-term versus long-term antimicrobial prophylaxis in oncologic head and neck surgery. Head Neck.; 18(5):399–404.

[190] Righi PD, Kopecky KK, Caldemeyer KS, Ball VA, Weisberger EC, Radpour S. Comparison of ultrasound-fine needle aspiration and computed tomography in patients undergoing elective neck dissection. Head Neck.; 19(7):604–610.

[191] Robbins KT, Clayman G, Levine PA, et al. American Head and Neck Society, American Academy of Otolaryngology–Head and Neck Surgery. Neck dissection classification update: revisions proposed by the American Head and Neck Society and the American Academy of Otolaryngology-Head and Neck Surgery. Arch Otolaryngol Head Neck Surg.; 128(7):751–758.

[192] Robbins KT, Favrot S, Hanna D, Cole R. Risk of wound infection in patients with head and neck cancer. Head Neck.; 12(2):143–148.

[193] Robbins KT, Medina JE, Wolfe GT, Levine PA, Sessions RB, Pruet CW. Standardizing neck dissection terminology: official report of the Academy's Committee for Head and Neck Surgery and Oncology. Arch Otolaryngol Head Neck Surg.; 117(6):601–605.

[194] Robbins KT, Shaha AR, Medina JE, et al. Committee for Neck Dissection Classification, American Head and Neck Society. Consensus statement on the classification and terminology of neck dissection. Arch Otolaryngol Head Neck Surg.; 134(5):536–538.

[195] Robbins KT. Classification of neck dissection: current concepts and future considerations. Otolaryngol Clin North Am.; 31(4):639–655.

[196] Rodrigo JP, Alvarez JC, Gómez JR, Suárez C, Fernández JA, Martínez JA. Comparison of three prophylactic antibiotic regimens in cleancontaminated head and neck surgery. Head Neck.; 19(3):188–193.

[197] Roy PH, Beahrs OH. Spinal accessory nerve in radical neck dissections. Am J Surg.; 118(5):800–804.

[198] Saffold SH, Wax MK, Nguyen A, et al. Sensory changes associated with selective neck dissection. Arch Otolaryngol Head Neck Surg.; 126(3):425–428.

[199] Saunders JR, Jr, Hirata RM, Jaques DA. Considering the spinal accessory nerve in head and neck surgery. Am J Surg.; 150(4):491–494.

[200] Schuller DE, Platz CE, Krause CJ. Spinal accessory lymph nodes: a prospective study of metastatic involvement. Laryngoscope.; 88(3):439–450.

[201] Schuller DE, Reiches NA, Hamaker RC, et al. Analysis of disability resulting from treatment including radical neck dissection or modified neck dissection. Head Neck Surg.; 6(1):551–558.

[202] Schultes G, Gaggl A, Kärcher H. Reconstruction of accessory nerve defects with vascularized long thoracic vs. non-vascularized thoracodorsal nerve. J Reconstr Microsurg.; 15(4):265–270, discussion 270–271.

[203] Shah JP, Andersen PE. The impact of patterns of nodal metastasis on modifications of neck dissection. Ann Surg Oncol.; 1(6):521–532.

[204] Shah JP, Medina JE, Shaha AR, Schantz SP, Marti JR. Cervical lymph node metastasis. Curr Probl Surg.; 30(3):1–335.

[205] Shah JP, Strong E, Spiro RH, Vikram B. Surgical grand rounds. Neck dissection: current status and future possibilities. Clin Bull.; 11(1):25–33.

[206] Shah JP. Cervical lymph node metastases–diagnostic, therapeutic, and prognostic implications. Oncology (Williston Park).; 4(10):61–69, discussion 72, 76.

[207] Shah JP. Patterns of cervical lymph node metastasis from squamous carcinomas of the upper aerodigestive tract. Am J Surg.; 160(4):405–409.

[208] Shaha AR. Management of the neck in thyroid cancer. Otolaryngol Clin North Am.; 31(5):823–831.

[209] Sheppard IJ, Watkinson JC, Glaholm J. Conservation surgery in head and neck cancer. Clin Otolaryngol Allied Sci.; 23(5):385–387.

[210] Shingaki S, Nomura T, Takada M, Kobayashi T, Suzuki I, Nakajima T. The impact of extranodal spread of lymph node metastases in patients with oral cancer. Int J Oral Maxillofac Surg.; 28(4):279–284.

[211] Short SO, Kaplan JN, Laramore GE, Cummings CW. Shoulder pain and function after neck dissection with or without preservation of the spinal accessory nerve. Am J Surg.; 148(4):478–482.

[212] Silvestre-Benis C. Consideraciones sobre el problema del tratamiento quirúrgico de los ganglios en los cánceres de la laringe. Actas II Congreso Sudamericano ORL. Montevideo, Uruguay; 1944.

[213] Sist T, Miner M, Lema M. Characteristics of postradical neck pain syndrome: a report of 25 cases. J Pain Symptom Manage.; 18(2):95–102.

[214] Skolnik EM, Deutsch EC. Conservative neck dissection. J Laryngol Otol Suppl.; 8 Suppl:105.

[215] Skolnik EM, Katz AH, Becker SP, Mantravadi R, Stal S. Evolution of the clinically negative neck. Ann Otol Rhinol Laryngol.; 89(6, Pt 1):551–555.

[216] Skolnik EM, Tenta LT, Wineinger DM, Tardy ME, Jr. Preservation of XI cranial nerve in neck dissections. Laryngoscope.; 77(8):1304–1314.

[217] Smullen JL, Lejeune FE, Jr. Complications of neck dissection. J La State Med Soc.; 151(11):544–547.

[218] Snow GB, Patel P, Leemans CR, Tiwari R. Management of cervical lymph nodes in patients with head and neck cancer. Eur Arch Otorhinolaryngol.; 249(4):187–194.

[219] Sobol S, Jensen C, Sawyer W, II, Costiloe P, Thong N. Objective comparison of physical dysfunction after neck dissection. Am J Surg.; 150(4):503–509.

[220] Som PM, Curtin HD, Mancuso AA. An imaging-based classification for the cervical nodes designed as an adjunct to recent clinically based nodal classifications. Arch Otolaryngol Head Neck Surg.; 125(4):388–396.

[221] Som PM. The present controversy over the imaging method of choice for evaluating the soft tissues of the neck. AJNR Am J Neuroradiol.; 18(10): 1869–1872.

[222] Soo KC, Guiloff RJ, Oh A, Della Rovere GQ, Westbury G. Innervation of the trapezius muscle: a study in patients undergoing neck dissections. Head Neck.; 12(6):488–495.

[223] Spiro JD, Spiro RH, Strong EW. The management of chyle fistula. Laryngoscope.; 100(7):771–774.

[224] Spiro RH, Strong EW, Shah JP. Classification of neck dissection: variations on a new theme. Am J Surg.; 168(5):415–418.

[225] Stack BC, Jr, Ferris RL, Goldenberg D, et al. American Thyroid Association Surgical Affairs Committee. American Thyroid Association consensus review and statement regarding the anatomy, terminology, and rationale for lateral neck dissection in differentiated thyroid cancer. Thyroid.; 22(5):501–508.

[226] Steinkamp HJ, van der Hoeck E, Böck JC, Felix R. [The extracapsular spread of cervical lymph node metastases: the diagnostic value of computed tomography]. RoFo Fortschr Geb Rontgenstr Nuklearmed.; 170(5):457–462.

[227] Stell PM. Adjuvant chemotherapy in head and neck cancer. Semin Radiat Oncol.; 2(3):195–205.

[228] Stell PM. The management of cervical lymph nodes in head and neck cancer. Proc R Soc Med.; 68(2):83–85.

[229] Stenson KM, Haraf DJ, Pelzer H, et al. The role of cervical lymphadenectomy after aggressive concomitant chemoradiotherapy: the feasibility of selective neck dissection. Arch Otolaryngol Head Neck Surg.; 126(8):950–956.

[230] Strong MS, Vaughan CW, Kayne HL, et al. A randomized trial of preoperative radiotherapy in cancer of the oropharynx and hypopharynx. Am J Surg.; 136(4):494–500.

[231] Suárez C, Llorente JL, Nuñez F, Díaz C, Gomez J. Neck dissection with or without postoperative radiotherapy in supraglottic carcinomas. Otolaryngol Head Neck Surg.; 109(1):3–9.

[232] Suárez O. El problema de las metastasis linfáticas y alejadas del cancer de laringe e hipofaringe. Rev Otorrinolaringol.; 23:83–99.

[233] Talmi YP, Horowitz Z, Pfeffer MR, et al. Pain in the neck after neck dissection. Otolaryngol Head Neck Surg.; 123(3):302–306.

[234] Talmi YP. Minimizing complications in neck dissection. J Laryngol Otol.; 113 (2):101–113.

[235] Terrell JE, Fisher SG, Wolf GT, The Veterans Affairs Laryngeal Cancer Study Group. Long-term quality of life after treatment of laryngeal cancer. Arch Otolaryngol Head Neck Surg.; 124(9):964–971.

[236] Terrell JE, Welsh DE, Bradford CR, et al. Pain, quality of life, and spinal accessory nerve status after neck dissection. Laryngoscope.; 110(4):620–626.

[237] Terz JJ, Lawrence W Jr. Ineffectiveness of combined therapy (radiation and surgery) in the management of malignancies of the oral cavity, larynx, and pharynx. In: Kagan AR, Miles JW, eds. Head and Neck Oncology: Controversies in Cancer Treatment. Boston, MA: GK Hall Medical Publishers; 1981:110–125.

[238] Thomas GR, Greenberg J, Wu KT, et al. Planned early neck dissection before radiation for persistent neck nodes after induction chemotherapy. Laryngoscope.; 107(8):1129–1137.

[239] Timon CV, Brown D, Gullane P. Internal jugular vein blowout complicating head and neck surgery. J Laryngol Otol.; 108(5):423–425.

[240] Traynor SJ, Cohen JI, Gray J, Andersen PE, Everts EC. Selective neck dissection and the management of the node-positive neck. Am J Surg.; 172(6):654–657.

[241] Truffert P. Le cou: Anatomie Topographique: Les Aponévroses, Les Loges. Paris: Librairie Arnette; 1922.

[242] Tschammler A, Ott G, Schang T, Seelbach-Goebel B, Schwager K, Hahn D. Lymphadenopathy: differentiation of benign from malignant disease–color Doppler US assessment of intranodal angioarchitecture. Radiology.; 208(1):117–123.

[243] Tu GY. Upper neck (level II) dissection for N0 neck supraglottic carcinoma. Laryngoscope.; 109(3):467–470.

[244] Umeda M, Nishimatsu N, Teranobu O, Shimada K. Criteria for diagnosing lymph node metastasis from squamous cell carcinoma of the oral cavity: a study of the relationship between computed tomographic and histologic findings and outcome. J Oral Maxillofac Surg.; 56(5):585–593, discussion 593–595.

[245] Valdés Olmos RA, Koops W, Loftus BM, et al. Correlative 201Tl SPECT, MRI and ex vivo 201Tl uptake in detecting and characterizing cervical lymphadenopathy in head and neck squamous cell carcinoma. J Nucl Med.; 40(9):1414–1419.

[246] Vallejo Valdezate L, Díaz Suárez I, De Las Heras P, Cuetos M, Gil-Carcedo García LM. Consideraciones anatómicas sobre la importancia de la rama externa del nervio espinal en la cirugía del triángulo posterior del cuello. Acta Otorrinolaringol Esp.; 50(8):630–634.

[247] van Leeuwen PA, Sauerwein HP, Kuik DJ, Snow GB, Quak JJ. Assessment of malnutrition parameters in head and neck cancer and their relation to postoperative complications. Head Neck.; 19:419–425.

[248] van den Brekel MW, Castelijns JA, Reitsma LC, Leemans CR, van der Waal I, Snow GB. Outcome of observing the N0 neck using ultrasonographic-guided cytology for follow-up. Arch Otolaryngol Head Neck Surg.; 125(2):153–156.

[249] van den Brekel MW, van der Waal I, Meijer CJ, Freeman JL, Castelijns JA, Snow GB. The incidence of micrometastases in neck dissection specimens obtained from elective neck dissections. Laryngoscope.; 106(8):987–991.

[250] Vandenbrouck C, Sancho-Garnier H, Chassagne D, Saravane D, Cachin Y, Micheau C. Elective versus therapeutic radical neck dissection in epidermoid carcinoma of the oral cavity: results of a randomized clinical trial. Cancer.; 46(2):386–390.

[251] Vikram B, Strong EW, Shah JP, Spiro R. Failure in the neck following multimodality treatment for advanced head and neck cancer. Head Neck Surg.; 6(3):724–729.

[252] Vikram B. Selective neck dissection. Arch Otolaryngol Head Neck Surg.; 124 (9):1044–1045.

[253] Vokes EE, Weichselbaum RR, Lippman SM, Hong WK. Head and neck cancer. N Engl J Med.; 328(3):184–194.

[254] Vokes EE. Combined-modality therapy of head and neck cancer. Oncology (Williston Park).; 11(9) Suppl 9:27–30.

[255] Ward GE, Robben JO. A composite operation for radical neck dissection and removal of cancer of the mouth. Cancer.; 4(1):98–109.

[256] Weber PC, Johnson JT, Myers EN. Impact of bilateral neck dissection on recovery following supraglottic laryngectomy. Arch Otolaryngol Head Neck Surg.; 119(1):61–64.

[257] Weber RS, Berkey BA, Forastiere A, et al. Outcome of salvage total laryngectomy following organ preservation therapy: the Radiation Therapy Oncology Group trial 91–11. Arch Otolaryngol Head Neck Surg.; 129(1):44–49.

[258] Weber RS, Hankins P, Rosenbaum B, Raad I. Nonwound infections following head and neck oncologic surgery. Laryngoscope.; 103(1, Pt 1):22–27.

[259] Weisman RA, Robbins KT. Management of the neck in patients with head and neck cancer treated by concurrent chemotherapy and radiation. Otolaryngol Clin North Am.; 31(5):773–784.

[260] Weitz JW, Weitz SL, McElhinney AJ. A technique for preservation of spinal accessory nerve function in radical neck dissection. Head Neck Surg.; 5(1):75–78.

[261] Werner JA. Aktueller Stand der Versorgung des Lymphabflusses maligner Kopf-Hals-Tumoren. In: Deutsche Gesellschaft fur Hals-Nasen-Ohrenheilkunde, Kopf- und Hals-Chirurgie. Springer-Verlag; 1997.

[262] Weymuller EA, Jr. Rationale for elective modified neck dissection: a word of caution. Head Neck.; 11(1):93–94.

[263] Wide JM, White DW, Woolgar JA, Brown JS, Vaughan ED, Lewis-Jones HG. Magnetic resonance imaging in the assessment of cervical nodal metastasis in oral squamous cell carcinoma. Clin Radiol.; 54(2):90–94.

[264] Withers HR, Peters LJ, Taylor JM. Dose-response relationship for radiation therapy of subclinical disease. Int J Radiat Oncol Biol Phys.; 31(2):353–359.

[265] Wolf GT, Fisher SG. Effectiveness of salvage neck dissection for advanced regional metastases when induction chemotherapy and radiation are used for organ preservation. Laryngoscope.; 102(8):934–939.

[266] Woods JE, Yugueros P. A safe and rapid technique for modified neck dissection. Ann Plast Surg.; 43(1):90–95.

[267] Wustrow TP. [Personal experiences. On the nomenclature of various forms of neck dissection]. Laryngorhinootologie.; 68(9):529–530.

[268] Yang CY, Andersen PE, Everts EC, Cohen JI. Nodal disease in purely glottic carcinoma: is elective neck treatment worthwhile? Laryngoscope.; 108(7):1006–1008.

[269] Yii NW, Patel SG, Rhys-Evans PH, Breach NM. Management of the N0 neck in early cancer of the oral tongue. Clin Otolaryngol Allied Sci.; 24(1):75–79.

[270] Yii NW, Patel SG, Williamson P, Breach NM. Use of apron flap incision for neck dissection. Plast Reconstr Surg.; 103(6):1655–1660.

[271] Yuen AP, Lam KY, Chan AC, et al. Clinicopathological analysis of elective neck dissection for N0 neck of early oral tongue carcinoma. Am J Surg.; 177(1):90–92.

[272] Yuen AP, Wei WI, Wong YM, Tang KC. Elective neck dissection versus observation in the treatment of early oral tongue carcinoma. Head Neck.; 19(7):583–588.

[273] Zupi A, Califano L, Mangone GM, Longo F, Piombino P. Surgical management of the neck in squamous cell carcinoma of the floor of the mouth. Oral Oncol.; 34(6):472–475.

索 引

Index

（按首字汉语拼音排序）

Crile 和根治性颈淋巴结清扫术 / 1

保护膈神经 / 92

保护颌下腺 / 83

臂丛 / 30, 101

处理颈外静脉 / 79

带状肌 / 21

带状肌的解剖 / 73

耳大神经的定位 / 79

肺部并发症 / 102

分离颈内静脉的危险点 / 93

分离皮瓣 / 79

副神经 / 26

副神经的解剖 / 59

副神经的识别 / 55, 87

副神经机动 / 89

改良根治性颈淋巴结清扫术 / 2

感染和浆膜血肿 / 97

膈神经 / 28, 100

功能性的理念 / 39

功能性颈部清扫术 / 6

功能性颈淋巴结清扫术的适应证和局限性 / 43

关闭切口 / 74

颌下区的解剖 / 55

喉返神经 / 101

后外侧颈淋巴结清扫术 / 39

甲状旁腺功能减退 / 102

交感神经干 / 93, 101

颈部并发症 / 97

颈部筋膜解剖 / 10

颈部淋巴结清扫分类 / 41

颈部脏器间隙 / 35

颈部中央区淋巴结清扫术 / 39

颈丛：浅支 / 22

颈丛分支的保留 / 91

颈动脉 / 33

颈动脉的解剖 / 68

颈动脉鞘 / 30

颈横血管 / 90

颈后三角 / 19, 27

颈后三角解剖 / 63

颈交感干 / 34

颈阔肌 / 19

颈内静脉 / 30

颈襻 / 30

颈前静脉 / 21

颈前三角 / 18

颈深肌解剖 / 68

颈外静脉 / 19

口腔癌的择区性颈淋巴结清扫术 / 38

口咽癌、下咽癌和喉癌的择区性淋巴结清扫术 / 39

冷刀解剖与功能性颈淋巴结清扫手术入路 / 79

淋巴管 / 14

淋巴结分区 / 5

淋巴链 / 12

淋巴漏 / 95

淋巴结组 / 14

美国耳鼻咽喉头颈外科学会（AAO-HNS）/ 2

美国头颈外科学会（AHNS）/ 15

迷走神经 / 34, 101

面神经下颌缘支 / 83, 101

浅淋巴管（组）/ 12

切开胸锁乳突肌筋膜 / 83

切口和皮瓣 / 45

乳糜漏 / 98

伤口裂开 / 98

舌静脉 / 84

舌下神经 / 84, 100

深部淋巴管 / 13

神经并发症 / 99

下颌下三角 / 22

下颌下腺 / 24

胸导管 / 95

胸锁乳突肌 / 22, 49 53

选择性颈淋巴结清扫术 / 5

血管并发症 / 98

血管破裂 / 99

沿筋膜间隙的淋巴结清扫术：拉丁式方法 / 39

应激性溃疡 / 102

择区清扫在功能性颈淋巴结清扫中的"角色" / 41

中央区的解剖 / 75